Grasas y aceites de la dieta

Guía sobre aspectos nutricionales y tecnológicos

Grasas y aceites de la dieta

Guía sobre aspectos nutricionales y tecnológicos

Iñaki Milton-Laskibar
Bárbara Nieva-Echevarría
Encarnación Goicoechea-Osés
Laura Arellano-García
Alfredo Fernández-Quintela
María Puy Portillo

Grupo Nutrición y Obesidad. Dpto. Farmacia y Ciencias de los Alimentos, Área Nutrición y Bromatología. Facultad de Farmacia. Universidad del País Vasco (UPV/EHU) y Centro de Investigación Lucio Lascaray. Vitoria-Gasteiz.

Grupo Procesado, Calidad y Seguridad de Alimentos (Procayseal). Dpto. Farmacia y Ciencias de los Alimentos, Área Tecnología de los Alimentos. Facultad de Farmacia. Universidad del País Vasco (UPV/EHU) y Centro de Investigación Lucio Lascaray. Vitoria-Gasteiz.

Ciber Fisiopatología de la Obesidad y Nutrición. Instituto de Salud Carlos III.

Instituto de Investigación Sanitaria Bioaraba

Sociedad Española de Nutrición

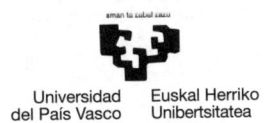

aman ta zabal zazu

Universidad   Euskal Herriko
del País Vasco   Unibertsitatea

CIP. Biblioteca Universitaria

Grasas y aceites de la dieta: guía sobre aspectos nutricionales y tecnológicos / Iñaki Milton-Laskibar… [et al.]. – [Leioa] : Universidad del País Vasco / Euskal Herriko Unibertsitatea, Argitalpen Zerbitzua = Servicio Editorial, D.L. 2023. - 162 p.: il. gráf.; 21 cm.

Bibliografía: p. 149-162.
D.L.: BI 01628-2023. – ISBN: 978-84-1319-625-1.

1. Aceites y grasas comestibles.   2. Lípidos en la alimentación.   I. Milton-Laskibar, Iñaki, coaut.

612.397

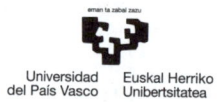
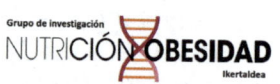

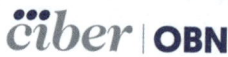
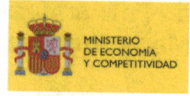

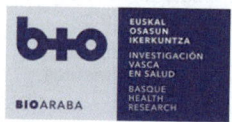
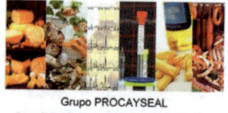

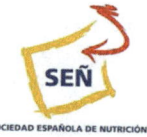

ISBN: 978-84-1319-625-1
Depósito legal/Lege gordailua: LG BI 01628-2023

Índice

Abreviaturas.. 9

1. Introducción 11

  1.1. Definición, clasificación y principales componentes de aceites
     y grasas 12

    1.1.1. Definición 12

    1.1.2. Clasificación.. 14

    1.1.3. Principales componentes de aceites y grasas..................... 15

  1.2. Digestión y transporte de los lípidos 25

  1.3. Implicaciones nutricionales del consumo de aceites y grasas
     en la salud.. 27

  1.4. Consumo de aceites y grasas en España................................... 30

    1.4.1. Aceites y grasas adicionadas... 32

    1.4.2. Grasas presentes en los alimentos.................................... 33

  1.5. Procesos de obtención de aceites y grasas alimentarios............. 37

2. Aceites y grasas en la dieta.. 49

  2.1. Aceites y grasas comestibles.. 49

    2.1.1. Aceites y grasas de origen vegetal..................................... 49

    2.1.2. Aceites y grasas de origen animal...................................... 64

    2.1.3. Grasas hidrogenadas, transformadas y lípidos
       estructurados... 69

  2.2. Grasas presentes en alimentos frecuentemente consumidos.... 73

    2.2.1. Alimentos procedentes de animales terrestres 73

    2.2.2. Alimentos procedentes de animales acuáticos.................. 93

    2.2.3. Alimentos grasos de origen vegetal................................... 103

3. Reemplazantes de grasas.. 107
   3.1. Hidratos de carbono que se utilizan como imitadores
      de grasas... 108
   3.2. Proteínas que se utilizan como imitadores de grasas.............. 114
   3.3. Lípidos que se utilizan como sustitutos de las grasas............. 119
4. Usos culinarios de los aceites y grasas alimentarios. La fritura......... 121
   4.1. Cambios que se producen en el aceite o grasa durante
      la fritura 125
   4.2. Cambios que se producen en el alimento durante la fritura......... 133
5. Recomendaciones generales sobre el uso culinario
   y almacenamiento de aceites y grasas................................... 143
   5.1. Recomendaciones de uso de los aceites y grasas para
      la fritura de alimentos 143
   5.2. Recomendaciones para el almacenamiento de aceites
      en el hogar.. 145
6. Bibliografía... 149

Abreviaturas

AG	ácido graso
AGI	ácido graso insaturado
AGL	ácido graso libre
AGM	ácido graso monoinsaturado
AGP	ácido graso poliinsaturado
AGS	ácido graso saturado
AGT	ácido graso *trans*
AHB	aceite de hígado de bacalao
ALA	ácido α-linoleico
ANIBES	Antropometría, Ingesta y Balance Energético en España
AOV	aceite de oliva virgen
AOVE	aceite de oliva virgen extra
ARA	ácido araquidónico
CAE	Código Alimentario Español
CLA	ácido linoleico conjugado *(conjugated linoleic acid)*
DHA	ácido docosahexaenoico
EFSA	Agencia Europea de Seguridad Alimentaria *(European Food Safety Authority)*
EPA	ácido eicosapentaenoico
FAO	Organización de las Naciones Unidas para la Alimentación y la Agricultura *(The Food and Agriculture Organization)*
GIM	grasa intramuscular

HDL	lipoproteína de densidad alta *(high-density lipoprotein)*
IA	índice de aterogenicidad
IDL	lipoproteína de densidad intermedia *(intermediate-density lipoprotein)*
IT	índice trombogénico
kcal	kilocalorías
kg	kilogramo
L	litro
LDL	lipoproteína de baja densidad *(low-density lipoprotein)*
LPL	lipoproteína lipasa
OMS	Organización Mundial de la Salud
QM	quilomicrón
TCM	triglicérido de cadena media
TG	triglicérido
TCL	triglicérido de cadena larga
VLDL	lipoproteína de muy baja densidad *(very low-density lipoprotein)*
ω	omega

1

Introducción

Las grasas (o lípidos) son, junto con las proteínas y los hidratos de carbono, uno de los macronutrientes presentes en la dieta, que se deben consumir diariamente. Los lípidos no solo cumplen una función energética, siendo los nutrientes que más calorías aportan por gramo (9 kcal), sino que además cumplen funciones estructurales (formando parte de diferentes membranas celulares) y reguladoras (diversas hormonas son de naturaleza lipídica), además de servir como aislante térmico y protector mecánico en el ser humano [1,2]. Sin embargo, debido a su densidad energética, durante años su consumo se ha relacionado con un mayor riesgo de desarrollar obesidad y enfermedades cardiovasculares, y por consiguiente han llegado a ser casi «demonizadas».

Más allá de creencias y mitos populares, la realidad es que, en una dieta equilibrada, los lípidos deben suponer alrededor del 30-35 % de la ingesta energética diaria [3]. Esa ingesta no sólo permite cubrir las necesidades energéticas diarias de un individuo, sino que además permite que las grasas lleven a cabo las funciones anteriormente mencionadas. En este sentido, cabe destacar que mediante la grasa se ingieren nutrientes esenciales (es decir, aquellos que el organismo no puede sintetizar, o al menos no en suficiente cantidad) como las vitaminas liposolubles (A, D, E y K) o los ácidos grasos (AG) de las series omega-3 (ω3) y omega-6 (ω6). Por ello, además de la cantidad, es esencial prestar atención al tipo de lípidos que se ingieren. Así, es importante consumir aceites y grasas a través de la dieta, que están presentes de forma natural en diferentes alimentos (carne, pescado, huevos, leche y derivados, cereales, legumbres y frutas), o bien son añadidos a los alimentos o empleados en su preparación.

Los aceites y las grasas proporcionan propiedades sensoriales y tecnológicas únicas, como sabor, textura y sensación de saciedad (además de las ya mencionadas propiedades nutricionales) [4]. Cabe indicar que, en comparación con otros componentes presentes de forma natural en los alimentos, la grasa es el que mayor palatabilidad proporciona («*cualidad de resultar grato al paladar*»), es decir, que el alimento resulte sabroso o apetecible. Asimismo, son frecuentemente utilizadas como medio de transferencia de calor para el cocinado de otros alimentos, destacando la fritura entre las distintas técnicas culinarias en las que se emplean.

1.1. Definición, clasificación y principales componentes de aceites y grasas

1.1.1. Definición

A día de hoy existen muchas formas de definir los aceites y grasas, más o menos acertadas, lo cual deja entrever la complejidad de establecer una definición precisa para este tipo de componentes alimentarios, generalmente conocido con el nombre de «lípidos»; palabra que deriva del griego *lipos* y que significa «grasa». Una de las definiciones más conocidas es la siguiente: los aceites y grasas son el conjunto de sustancias solubles en disolventes orgánicos (como por ejemplo cloroformo, éter de petróleo o hexano) pero insolubles en agua, que están presentes de forma general en los alimentos o formando parte de los seres vivos, siendo imprescindibles para distintas funciones fisiológicas y bioquímicas [5]. Aunque aceptada, hay que señalar que esta definición basada en la solubilidad de las sustancias en disolventes apolares y en agua presenta limitaciones, dado que no existe ningún disolvente orgánico capaz de solubilizar todos los lípidos y que algunos lípidos sí exhiben cierta solubilidad en agua. Atendiendo a una definición desde el punto de vista puramente químico, se consideran lípidos sólo aquellas moléculas que derivan de los AG, casi siempre como ésteres o amidas, y que son solubles en disolventes no polares [1,5]. De forma general, los lípidos contienen átomos de carbono, hidrógeno y oxígeno que constituyen cadenas hidrocarbonadas alifáticas o aromáticas, aunque también pueden contener fósforo y nitrógeno. De acuerdo a esta definición, los aceites y grasas estarían compuestos por lípidos y lipoides. Se consideran lipoides aquellos productos naturales que acompañan a los lípidos y que, aun careciendo de AG en su molécula, comparten, en general, el resto de características con los lípidos [5].

En consonancia con las definiciones arriba mencionadas, y atendiendo a los aceites y grasas comestibles, el Código Alimentario Español (CAE) [6] define a los aceites y grasas comestibles como aquellos productos de origen animal o vegetal cuyos constituyentes principales son glicéridos naturales de los AG, y que contienen como componentes menores otros lípidos. Asimismo, en cuanto a la diferencia entre grasa y aceite, el texto precisa que se podrá denominar como «aceites» a aquellos productos grasos que presentan una consistencia líquida a la temperatura de 20 °C; este es el caso de la mayoría de los lípidos de origen vegetal (aceite de oliva, de girasol, de soja, de colza, etc.) y de algunos lípidos de origen animal (aceite de hígado de bacalao, aceite de krill, etc.). Por el contrario, el CAE considera como «grasas» a los productos grasos que presentan una consistencia sólida a esa misma temperatura. A este último grupo pertenecen los productos conocidos como sebos y mantecas que son mayoritariamente de origen animal (por ejemplo, sebo de ternera, manteca de cerdo, entre otros), aunque también se encuentran grasas de origen vegetal, como la manteca de cacao. Igualmente, se incluirían en este último grupo las grasas hidrogenadas y las grasas transformadas, como la margarina y los *shortenings*, de las que se hablará en el apartado 2.1.3. Grasas hidrogenadas, transformadas y lípidos estructurados.

1.1.2. Clasificación

Dado que el número de sustancias consideradas como lípidos es muy grande y que este grupo engloba a moléculas con estructuras químicas muy diversas, existen distintas clasificaciones más o menos precisas y completas. Generalmente, los criterios de clasificación empleados se basan en las propiedades físico-químicas que caracterizan a las sustancias lipídicas (estructura química, polaridad, etc.). A modo de ejemplo, se muestran en la **Tabla 1**, algunas de las clasificaciones generales más comunes para los distintos componentes presentes en los aceites y grasas alimentarios, indicando algunas de las sustancias lipídicas que se incluirían en los grupos formados [2,4,7].

En función de su estructura química, se pueden diferenciar tres grandes grupos: i) los lípidos simples, que son ésteres de alcoholes con AG; ii) los lípidos compuestos, que son ésteres de AG unidos a moléculas no lipídicas; iii) y lípidos derivados, los cuales cumplen la

Tabla 1.
Clasificaciones generales de los lípidos según distintos criterios.

Clasificación según su estructura química		
Lípidos simples: acilglicéridos (tri-, di- y monoglicéridos), ceras	**Lípidos compuestos:** fosfolípidos, glucolípidos	**Lípidos derivados:** ácidos grasos, esteroles, carotenoides, tocoferoles, terpenos
Clasificación según su comportamiento frente a la reacción de saponificación		
Lípidos saponificables: acilglicéridos, ceras, fosfolípidos, glucolípidos		**Lípidos insaponificables:** esteroles, carotenoides, tocoferoles monoterpenos
Clasificación según su polaridad		
Lípidos neutros: ácidos grasos de cadena media/larga, acilglicéridos, ceras, esteroles y sus ésteres, carotenoides, tocoferoles		**Lípidos polares:** fosfolípidos, glucolípidos

definición de lípidos, pero no la de los lípidos simples ni compuestos [1]. De acuerdo con esta clasificación, la hidrólisis de los lípidos simples daría lugar a 2 componentes distintos y la de los lípidos compuestos en 3 o más [7]. Otra posible clasificación atiende al comportamiento de los lípidos frente a la reacción de saponificación o hidrólisis alcalina con hidróxido de sodio o potasio, diferenciando así dos grandes grupos: i) los lípidos saponificables, aquellos que contienen en su estructura al menos un ácido graso que es liberado por hidrólisis en medio alcalino y forma la sal correspondiente o jabón, y ii) los lípidos no saponificables, los cuales no experimentan dicha reacción. Por último, es también frecuente la diferenciación de los lípidos en lípidos neutros (sin carga) y lípidos polares (**Tabla 1**).

No obstante, las sustancias lipídicas también podrían clasificarse de una manera más sencilla en función de su presencia en los alimentos, obteniendo así dos grandes grupos: los componentes mayoritarios y los componentes minoritarios [5]. En este sentido, los componentes mayoritarios de los aceites y grasas son los triglicéridos (TG), constituidos por una molécula de glicerol esterificado con 3 AG; de hecho, los aceites y grasas son básicamente mezclas complejas de TG [8]. Entre los componentes minoritarios, se encuentran los propios AG (comúnmente llamados ácidos grasos «libres»), mono- y di-glicéridos, fosfolípidos, pigmentos (clorofilas y carotenoides), esteroides (fitoesteroles, colesterol), tocoferoles (vitamina E) y vitaminas liposolubles (A, D y K), hidrocarburos, compuestos aromáticos como los monoterpenos, etc.

1.1.3. Principales componentes de aceites y grasas

Los componentes mayoritarios de los aceites y grasas alimentarios son los TG, que suponen más del 95 % de su composición. Entre los componentes minoritarios se pueden encontrar AG «libres», mono- y diglicéridos, y otros tipos de sustancias lipídicas de interés como esteroles, fosfolípidos, vitaminas liposolubles (A, D, E y K), pigmentos, etc. A continuación, se describirán brevemente algunas de las características de estos componentes lipídicos.

Ácidos grasos

La presencia de AG como tal («libres») en los alimentos no suele ser frecuente, sino que aparecen formando parte de estructuras más grandes. Más del 99 % de los AG presentes en animales y plantas están unidos al glicerol, principalmente formando TG [4]. Por ello, se puede decir que los AG son constituyentes fundamentales de los TG, y en consecuencia de los aceites y grasas alimentarios. De hecho, la cantidad de AG «libres» presentes en un aceite o grasa comestible (medida mediante el parámetro Acidez libre) se considera como un criterio para evaluar su calidad [9]; de tal forma que un índice excesivamente elevado se relaciona con el deterioro de la calidad del aceite o grasa.

Un AG es un ácido orgánico débil compuesto por una cadena alifática (constituida por átomos de carbono e hidrógeno) y un grupo carboxílico [4]. Aunque en la naturaleza se han llegado a identificar una gran variedad de AG (más de 400 moléculas), sólo unos pocos aparecen en concentraciones considerables en los aceites y grasas alimentarias [1,9]. La mayoría de los AG presentes de forma natural en los lípidos alimentarios presentan una cadena alifática lineal y un número par de átomos de carbono (entre 12 y 24), debido al proceso biológico de elongación de los AG en el cual se añaden a la vez dos átomos de carbono [4]. Sin embargo, también se pueden encontrar en alimentos frecuentemente consumidos como la leche y los productos lácteos, AG con un número impar de átomos de carbono, así como AG con 4 átomos de carbono. De hecho, los AG suelen clasificarse en función **del número de átomos de carbono** en 3 grandes grupos: AG de cadena corta, media y larga. Si bien existen claras discrepancias en literatura en relación a dicha clasificación [2-4,7], de acuerdo a la recomendación para AG saturados del informe de la panel de expertos de la FAO/OMS sobre Grasas y Ácidos Grasos en la Alimentación Humana [10] y haciéndola extensible para todos los tipos de AG, se pueden definir como:

- AG de cadena corta, aquellos que contienen 7 átomos de carbono o menos
- AG de cadena media, aquellos que contienen entre 8 y 13 átomos de carbono

– AG de cadena larga, aquellos que contienen 14 átomos de carbono o más

Otro criterio de clasificación de los AG se basa en el **número de dobles enlaces**, o grado de insaturación, que presente su cadena hidrocarbonada. Así, se diferencian los ácidos grasos saturados (AGS), los cuales carecen de dobles enlaces, y los ácidos grasos insaturados (AGI), los cuales pueden subdividirse en dos grandes grupos en función del número de insaturaciones: los ácidos grasos monoinsaturados (con un solo doble enlace, AGM) y los ácidos grasos poliinsaturados (con dos o más dobles enlaces, AGP) (**Figura 1**).

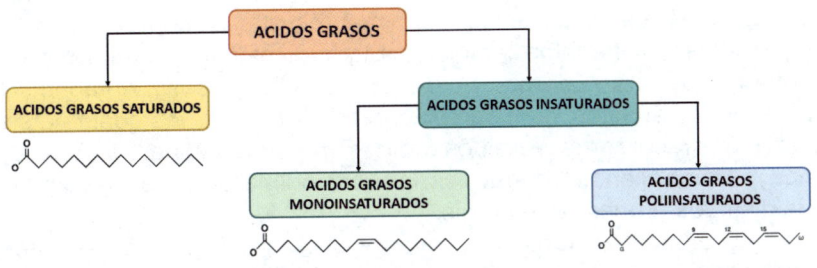

Figura 1.
Clasificación de los diferentes ácidos grasos presentes en las grasas según su grado de insaturación. Modificado de [11].

Desde el punto de vista nutricional, una característica importante a tener en cuenta de los AGI es la geometría del doble enlace, que puede estar en configuración *cis* o *trans*. Los AGI presentes en la naturaleza, y por lo tanto en nuestra dieta, son generalmente AG *cis* [4]. Cabe destacar que se generan de forma natural ácidos grasos *trans* (AGT) por acción bacteriana en rumiantes (vaca, oveja, cabra). No obstante, actualmente, la principal fuente de AGT en la dieta son alimentos obtenidos en procesos industriales como la deodorización (refinado de aceites) y especialmente la hidrogenación para obtener grasas hidrogenadas como margarina y *shortenings* [7].

Asimismo, otra característica relevante de los AGI es la posición de la(s) insaturación(es) en la cadena hidrocarbonada. El sistema de notación omega (ω) tiene en cuenta la posición del doble enlace a partir del grupo metilo terminal (-CH3), lo cual permite agrupar a los distintos AGI en función de su actividad biológica y origen biosintético, puesto que muchas enzimas reconocen los AG cuando están esterificados desde el metilo terminal [4]. Así, teniendo en cuenta la posición del primer doble enlace según la notación ω, se distinguen las familias compuestas por los AG ω9, ω6, ω3, etc.

La expresión «ácidos grasos esenciales» hace referencia a ciertos AG indispensables para el buen funcionamiento del organismo que los seres humanos son incapaces de sintetizar y, por ello, deben obtenerse a partir de los alimentos que conforman la dieta [2]; éstos son los ácidos linoleico (ω6) y linolénico (ω3), que son precursores del araquidónico (ARA, ω6), el ácido eicosapentaenoico (EPA, ω3) y el ácido docosahexaenoico (DHA, ω3), los cuales a su vez son precursores de eicosanoides (prostaglandinas, leucotrienos y tromboxanos), hormonas imprescindibles para el desarrollo de distintos procesos celulares.

Los diferentes tipos de aceites y grasas alimentarios se diferencian principalmente en el perfil de AG (es decir, en el tipo y cantidad relativa de los AG presentes en los TG, que son sus componentes mayoritarios). Este perfil determinará en gran medida sus características físico-químicas, nutricionales y tecnológicas. De hecho, el perfil de AG puede emplearse como criterio de diferenciación entre los distintos aceites y grasas comestibles [2]. A modo de resumen, en la **Tabla 2**, se indican algunos de los AG más relevantes de los aceites y grasas alimentarios, así como su abreviatura numérica, su punto de fusión y algunos ejemplos de alimentos en los que están presentes de forma mayoritaria o de los que son característicos. La abreviatura numérica de los AG consta de dos números; el primero se corresponde con el número de átomos de carbono del AG y el segundo hace referencia al número de dobles enlaces presentes en la cadena hidrocarbonada. Así, la abreviatura correspondiente al ácido oleico sería 18:1ω9, dado que éste contiene 18 átomos de carbono, un solo doble enlace y pertenece a la familia de los ω9.

Tabla 2.
Ácidos grasos más relevantes presentes en aceites y grasas alimentarios y algunas de sus características.

Nombre común	Abreviatura numérica	Punto de fusión (°C)	Algunos ejemplos de alimentos en los que se encuentran
Ácidos grasos saturados			
Ácido butírico	4:0	- 8	Grasa láctea (vaca, oveja y cabra)
Ácido caproico	6:0	- 3	Grasa láctea (vaca, oveja y cabra)
Ácido caprílico	8:0	17	Grasa láctea (vaca, oveja y cabra)
Ácido cáprico	10:0	32	Grasa láctea (vaca, oveja y cabra)
Ácido láurico	12:0	44	Aceite de coco y de almendra de palma
Ácido mirístico	14:0	54	Aceite de coco
Ácido palmítico	16:0	63	Aceite de palma
Ácido esteárico	18:0	69	Grasas de origen animal, manteca de cacao
Ácido araquídico	20:0	75	Aceite de cacahuete
Ácido behénico	22:0	80	Aceite de cacahuete, aceite de colza
Ácidos grasos monoinsaturados (con un solo doble enlace en la cadena hidrocarbonada)			
Ácido oleico	18:1ω9	14	Aceite de oliva
Ácido elaídico	18:1ω9 (*trans*)	45	Grasas hidrogenadas (margarinas y *shortenings*)
Ácido vaccénico	18:1ω7 (*trans*)	40	Grasa láctea (vaca, oveja y cabra)
Ácido gadoleico	20:1ω11	23	Aceite de hígado de bacalao (AHB)
Ácido erúcico	22:1ω9	33	Aceite de colza
Ácido cetoleico	22:1ω1	34	Pescado

Ácidos grasos poliinsaturados (con 2 o más dobles enlace en la cadena hidrocarbonada)			
Ácido linoleico	18:2ω6	- 5	Aceite de girasol, aceite de maíz, aceite de soja
Ácido linolénico	18:3ω3	- 11	Aceite de lino
Ácido araquidónico (ARA)	20:4ω6	- 40	Carnes, pescados, mariscos y aceites derivados
Ácido eicosapentaenoico (EPA)	20:5ω3	- 54	Pescados, mariscos y aceites derivados
Ácido docosahexaenoico (DHA)	22:6ω3	- 44	Pescados, mariscos y aceites derivados

En cuanto a la presencia y distribución de los distintos AG en los lípidos alimentarios, se puede decir de forma general que los ácidos palmítico, oleico y linoleico aparecen en grandes cantidades, mientras que el contenido en el resto de AG es menor [2]. No obstante, la presencia en pequeñas cantidades de ciertos AG menos frecuentes puede ser distintivo de ciertos tipos de grasas o aceites; éste sería el caso de los AGP de cadena larga EPA y DHA presentes en los aceites de pescado; o de los AGS de cadena corta presentes en la grasa láctea. En los siguientes apartados, se tratará de forma más profunda la composición lipídica de distintos aceites y grasas presentes en nuestra dieta.

Triglicéridos

Como se ha indicado anteriormente, los aceites y grasas alimentarios están casi exclusivamente compuestos por TG; se estima que estos lípidos neutros representan más del 95 % de su composición [1]. Estas moléculas están compuestas por 3 AG unidos por un enlace éster a los tres grupos alcohol del glicerol (1,2,3-propanotriol). En función del tipo de AG que se une, se distinguen los TG simples, formados por 3 AG idénticos, y los TG mixtos, los cuales presentan más de un tipo de AG. Los aceites y grasas presentes de forma natural en los alimentos son mezclas complejas de TG simples y mixtos, siendo estos últimos los mayoritarios por lo general [9]. En la **Figura 2**, se representa la estructura lineal del glicerol junto con la de un TG mixto que contiene los ácidos palmítico, oleico y esteárico esterificados en posición 1, 2 y 3, respectivamente (1-palmitoil-2-oleoil-3-estearoilglicerol).

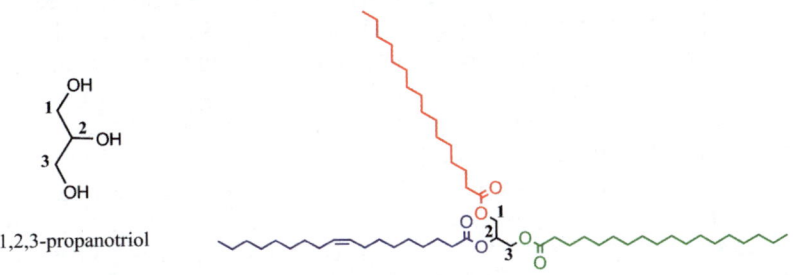

1,2,3-propanotriol

1-palmitoil-2-oleoil-3-estearoil-glicerol

Figura 2.
Representación de las estructuras del glicerol y de un TG que contiene los ácidos palmítico, oleico y esteárico esterificados en posición 1, 2 y 3.

El tipo y concentración de AG que constituyen los TG, así como su distribución en las 3 posiciones posibles (posiciones 1, 2 y 3 del glicerol) tiene repercusiones en sus características físico-químicas, y por consiguiente, en la de los aceites y grasas (consistencia, plasticidad, densidad, resistencia a la oxidación, etc.). Es interesante señalar que existen ciertas tendencias naturales de distribución de los AG dentro del TG. Así, en los TG de las grasas de origen animal, el ácido palmítico y esteárico se encuentran mayoritariamente en posiciones 1 y 3 del glicerol, mientras que un AGI ocupa la posición 2 (con la excepción de la manteca de cerdo, que presenta el ácido palmítico en posición 2, el esteárico en posición 1 y en posición 3, los ácidos linoleico o linolénico). En el caso de la grasa láctea, los AG de cadena corta están esterificados principalmente en posición 3 [1].

El tipo y distribución de AG dentro del TG tiene también una gran relevancia desde el punto de vista nutricional, ya que influye en su biodisponibilidad al afectar tanto a la actividad de las lipasas como a la posterior absorción [12]. Durante la digestión de los lípidos, la lipasa pancreática hidroliza el enlace éster en posición 1 y 3, liberando así los AG presentes en los extremos de la molécula, de forma que podrían ser directamente absorbidos junto con el 2-monoglicérido resultante (éster de glicerol y un AG que ocupa la posición 2). Las lipasas digestivas liberan de las posiciones 1 y 3 más rápidamente los AG de cadena corta y media, que los de cadena larga [13]. Además, la emulsificación necesaria para que estas enzimas actúen es mayor cuanto más larga sea la longitud de la cadena hidrocarbonada y mayor es el número de insaturaciones de los AGs presentes en el TG [12].

Por otro lado, se ha observado que los AG esterificados en posición 2 del TG se absorben de manera más eficaz que los presentes en las posiciones 1 y 3 [14]. De hecho, una vez liberados de las posiciones 1 y 3 por las lipasas, los AGS de cadena larga tienden a formar jabones insolubles con cationes divalentes como el calcio y el magnesio al pH alcalino del intestino delgado, en lugar de solubilizarse en micelas o vesículas de sales biliares [12]. Por otro lado, se ha observado que la absorción y transporte en quilomicrones de los AGP ω3 EPA y DHA se ve favorecida cuando están en la posición 2 del TG [15].

Otros componentes habituales de aceites y grasas:
fosfolípidos, esteroles, tocoferoles y otras vitaminas liposolubles,
y pigmentos

Los **fosfolípidos** tienen gran relevancia nutricional por ser integrantes fundamentales de las membranas celulares, de la bilis y por intervenir en distintos procesos metabólicos [4]. Estos lípidos complejos están compuestos por una molécula de glicerol generalmente esterificada en posición 1 y 2 con dos AG, y en posición 3, con un ácido fosfórico (ácido fosfatídico), al cual puede estar unida: una base nitrogenada (colina o etanolamina) como en el caso de la fosfatidicolina y fosfatidiletanolamina, o el aminoácido serina como en el caso de la fosfatidilserina, o bien el alcohol inositol como en el caso del fosfatidilinositol. Las estructuras de los fosfolípidos generalmente presentes en los alimentos pueden verse en la **Figura 3.**

X=	OH	Ácido fosfatídico
X=	$O-CH_2-CH_2-NH_2$	Fosfatidiletanolamina
X=	$O-CH_2-CH_2-N^+(CH_2)_3$	Fosfatidilcolina
X=	$O-CH_2-C_{H(NH_2)}-COOH$	Fosfatidilserina
X=		Fosfatidilinositol

Figura 3.
*Estructuras de los fosfolípidos generalmente presentes en aceites
y grasas comestibles.*

Por lo general, en los fosfolípidos, el AG esterificado en posición 2 es más insaturado que el esterificado en posición 1. La presencia del grupo fosfato confiere a estos compuestos lipídicos un carácter dipolar (anfipático), lo que les permite actuar como emulgentes naturales y facilitar la formación de emulsiones. La fosfatidilcolina es conocida comúnmente con el nombre de lecitina, si bien la lecitina comercial es una mezcla de fosfolípidos obtenida como subproducto de la refinación de aceite de soja y en la que la fosfatidilcolina y la fosfatidiletanolamina aparecen en mayor concentración [4].

Los **esteroles** son compuestos lipídicos que derivan de la estructura esterano y que presentan generalmente un grupo hidroxilo en posición 3 y una cadena alifática en el carbono 17 (**Figura 4**), aunque tampoco existe una definición formal para el término esterol [7]. Pueden estar presentes en aceites y grasas de origen animal (zooesteroles) y vegetal (fitoesteroles) y cumplen diversas funciones biológicas relevantes entre las que se encuentran: estabilizar y controlar la permeabilidad de membranas celulares, participar en la síntesis de hormonas, ácidos biliares, vitamina D, etc.

En las grasas de origen animal, el principal representante es el colesterol (95 %) y, en el caso de los aceites y grasas de origen vegetal, la composición de esteroles es mucho más compleja [7], destacando el sitosterol, campesterol y estigmasterol [4]. Aunque la absorción de los fitosteroles de la dieta hacia la sangre es mínima, estas moléculas lipídicas son de especial interés porque inhiben

23

la biodisponibilidad del colesterol de la dieta y del presente en la secreción biliar, demostrando ser eficaces para reducir la concentración del colesterol-LDL en sangre [4].

Otros componentes habitualmente presentes en aceites y grasas alimentarios, aunque en proporciones variables, son tocoferoles (vitamina E) y otras vitaminas liposolubles (A, D y K), así como ciertos pigmentos (sustancias naturales que les confieren color). Dentro de estos últimos, destacan los compuestos pertenecientes a la familia de los carotenoides, como el beta-caroteno (provitamina A), zeaxantina o luteína, principales responsables del color amarillo-anaranjado típico del aceite de palma, de maíz y de germen de trigo, respectivamente. Asimismo, las coloraciones verdosas de ciertos aceites vegetales como el aceite de oliva y de soja, son debidas a otro tipo de pigmentos: las clorofilas [9].

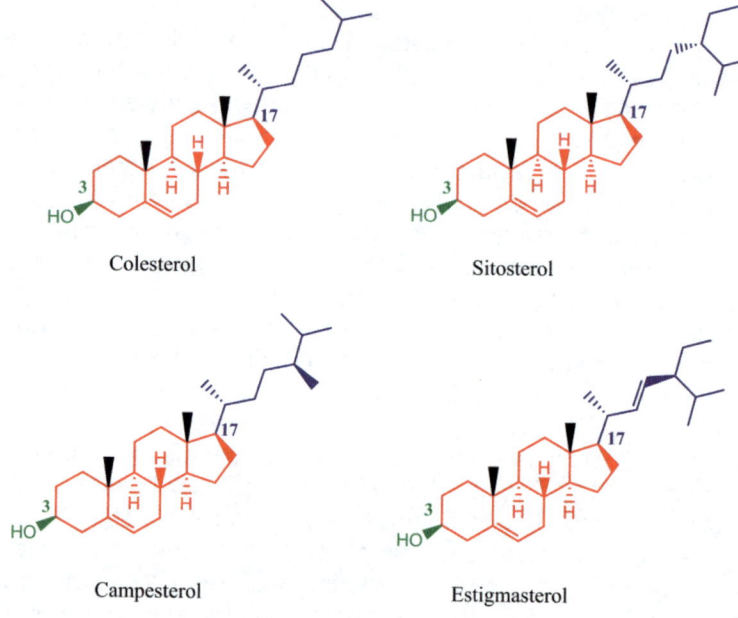

Figura 4.

Estructuras químicas de los principales esteroles presentes en aceites y grasas alimentarios

1.2. Digestión y transporte de los lípidos

Tal y como se ha explicado anteriormente, la mayor parte de los lípidos presentes en los aceites y grasas de la dieta se encuentran en forma de TG. Sin embargo, los TG no se pueden absorber directamente en el intestino y por ello es necesaria su digestión. Esta ocurre principalmente en el estómago y en el intestino delgado, y en el caso de los bebes/recién nacidos también en la boca (cuentan con una lipasa lingual que compensa su baja secreción pancreática). Cabe destacar que aparte de las enzimas que participan en la digestión de los TG (la lipasa gástrica y las lipasas intestinales), la bilis también juega un papel determinante, dado que emulsiona los lípidos, facilitando su digestión. Así, los TG se hidrolizan en la luz intestinal liberando AG, monoglicéridos y glicerol. Los AG de cadena corta y media, así como el glicerol son absorbidos por los enterocitos (las células del intestino) y pasan al torrente sanguíneo, donde unidos a la albúmina se dirigen al hígado [16]. En el caso de los monoglicéridos y AG de cadena larga, tras ser absorbidos por los enterocitos, vuelven a re-esterificarse (vuelven a formar un TG) y se empaquetan (junto con una pequeña fracción de colesterol y la apolipoproteína apo-B48). formando unas lipoproteínas denominadas quilomicrones (QM). Estos QM se vierten al torrente sanguíneo transportando los TG procedentes de la dieta a diferentes órganos y tejidos. Una vez en la circulación, los QM son hidrolizados liberando ácidos grasos libres (AGL) por la enzima lipoproteína lipasa (LPL), la cual se encuentra en el endotelio de los vasos sanguíneos del tejido adiposo y tejido muscular. Los AGL liberados de los QM pueden almacenarse (en el tejido adiposo) u oxidarse (en el tejido muscular) según las necesidades que tenga el organismo. Los QM restantes se dirigen al hígado, donde son catabolizados (**Figura 5**) [17]. Aparte de los QM, otra lipoproteína que se sintetiza de forma endógena (la sintetiza nuestro cuerpo) es la lipoproteína de alta densidad (HDL). En este caso, la mayor parte de esta lipoproteína (alrededor del 70 %) se sintetiza en el intestino delgado, aunque una parte también es sintetizada por el hígado (el 30 % restante). La función de la lipoproteína HDL es la de recolectar el exceso de colesterol presente en diferentes tejidos y transportarlo al hígado, donde será utilizado para sintetizar nuevas lipoproteínas y/o ácidos biliares. Es por ello que, nos solemos referir a la lipoproteína HDL como «colesterol bueno» (**Figura 5**).

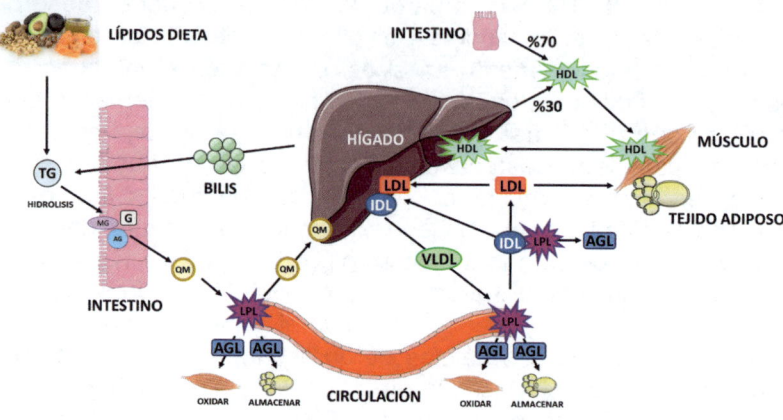

AG: ácido graso, AGL: ácidos grasos libres, G: glicerol, HDL: lipoproteína de alta densidad, IDL: lipoproteína de densidad intermedia, LDL: lipoproteína de baja densidad, LPL: lipoproteína lipasa, MG: monoglicérido, QM: quilomicrón, TG: triglicéridos, VLDL: lipoproteína de muy baja densidad. Modificado de [18].

Figura 5.
*Representación simplificada del transporte de lípidos
y lipoproteínas exógenas y endógenas.*

En el caso de los lípidos endógenos (los que sintetiza nuestro cuerpo), es el hígado el órgano que se encarga de su síntesis y metabolización. Así, el hígado sintetiza las lipoproteínas VLDL, que son ricas en TG y que se caracterizan por tener la apolipoproteína apo-B100. Estas lipoproteínas tienen como objetivo transportar TG desde el hígado a diferentes tejidos (tejido adiposo y muscular) según las necesidades. Una vez las VLDL salen del hígado son hidrolizadas por la enzima LPL, proceso en el que se liberan AGL (como ocurre con los QM). Como consecuencia, la densidad de las lipoproteínas VLDL va cambiando, convirtiéndose en lipoproteínas de densidad intermedia (IDL). Estas lipoproteínas podrán volver al hígado (donde serán metabolizadas) o seguir en la circulación, donde sucesivas hidrólisis mediadas por la enzima LPL las convertirán en lipoproteínas de baja densidad (LDL). Una vez se han formado las lipoproteínas LDL, estas podrán regresar al hígado (para ser catabolizadas por los hepatocitos) o se encaminarán a diferentes tejidos, donde llevarán colesterol (por ello en ocasiones se denomina a estas lipoproteínas como «colesterol malo»). Finalmente, el hígado se encarga de sintetizar los ácidos biliares y fosfolípidos que serán vertidos al intestino para la digestión de los lípidos que tomamos a través de la dieta (emulsifican los lípidos antes de su absorción) [17].

1.3. Implicaciones nutricionales del consumo de aceites y grasas en la salud

Tal y como se ha mencionado anteriormente, las grasas cumplen funciones energéticas, reguladoras y estructurales en nuestro cuerpo. Sin embargo, dado su aporte calórico, el consumo excesivo de grasa puede conducir a un exceso de ingesta calórica, aumentando así el riesgo de desarrollar obesidad, lo que a su vez puede favorecer el desarrollo de alteraciones metabólicas relacionadas, como la resistencia a la insulina o la enfermedad de hígado graso no-alcohólico [19]. En este sentido, desde el punto de vista nutricional y de la salud, el grado de saturación de las grasas es un factor que define sus recomendaciones de ingesta. Así, se recomienda que ni las grasas saturadas, ni las poliinsaturadas superen el 10% de la ingesta energética total, mientras que las grasas monoinsaturadas deben suponer en torno al 10-15 % de las kcal ingeridas (**Tabla 3**) [20].

Cabe destacar que el grado de saturación de una grasa está relacionado con el riesgo a desarrollar enfermedades cardiovasculares. Así, se ha descrito que una ingesta elevada de grasas saturadas produce un aumento (dosis dependiente) de los niveles de colesterol total y de colesterol LDL sanguíneos [21]. Asimismo, la longitud de cadena de los AGS (el número de carbonos que la conforman) es otro factor que influye en el aumento de los niveles de colesterol y TG sanguíneos que produce su ingesta. En este

Tabla 3.
Recomendaciones de ingesta para lípidos en
una dieta equilibrada (2000 kcal/día).

Tipo de ácido graso (AG)	Porcentaje de energía de la dieta	kcal/día
AG saturados (AGS)	7-8	140-160
AG monoinsaturados (AGM)	15-20	300-400
AG poliinsaturados (AGP)	< 10	< 200

sentido, los AGS de cadena larga (> 14 átomos de carbono) se consideran los menos saludables [22], a excepción del ácido esteárico. De hecho, la evidencia científica obtenida de estudios observacionales demuestra que seguir una dieta con un contenido más bajo en grasas saturadas se relaciona con una mejor salud cardiovascular. Asimismo, diferentes estudios indican que sustituir parte de las grasas saturadas de una dieta por grasas mono- y poliinsaturadas, reduce el riesgo de padecer enfermedades cardiovasculares. Por ello, la recomendación general para la ingesta de este tipo de grasa saturada se sitúa por debajo del 10 % de la ingesta diaria de energía total [23].

En el caso de los AGM (como el ácido oleico, abundante en el aceite de oliva), su consumo se ha relacionado con un riesgo menor para desarrollar dislipidemias y enfermedades cardiovasculares, puesto que reducen los niveles de colesterol total y colesterol LDL y aumentan los niveles de colesterol HDL [22]. Asimismo, se ha descrito que el consumo de dietas ricas en este tipo de AG se relaciona con un menor nivel de TG sanguíneos [24,25]. En este sentido, diferentes estudios han propuesto que la ingesta de AGM se relaciona con un mayor aclaramiento de lipoproteínas ricas en TG por el hígado, reduciendo así los niveles de lípidos en sangre [26].

En cuanto a los AGP, el efecto que tiene su ingesta en los niveles sanguíneos de TG y colesterol es más complejo, entre otros porque tienen una mayor tendencia a la oxidación. En todo caso, la evidencia científica disponible indica que tanto los AGP de la serie ω3 como los de la serie ω6 se relacionan inversamente con los niveles de TG sanguíneos. Asimismo, también se ha observado una relación positiva entre los niveles de AGP ω3 y ω6 y los niveles circulantes de colesterol HDL [27].

Finalmente, los AGT, generados entre otros en el proceso tecnológico de hidrogenación de aceites de origen vegetal y habitualmente presentes en productos de bollería industrial, no solo aumentan los niveles circulantes de colesterol total y colesterol LDL, sino que además se ha visto que reducen los niveles de colesterol HDL [28]. Asimismo, se ha descrito que el aumento que produce la ingesta de AGT en la producción de mediadores pro-inflamatorios puede afectar al correcto funcionamiento de la insulina, pudiendo generar resistencia a esta hormona (aumentando el riesgo de desarrollar diabetes de tipo 2) [29]. Cabe destacar que también existen AGT de origen natural, como es el caso de los presentes en productos derivados de rumiantes (carne y leche). En este sentido, a pesar de las similitudes estructurales que existen entre los AGT de origen natural y los generados en diferentes procesos tecnológicos, los naturales parecen tener efectos beneficiosos sobre la salud [30]. En todo caso, en la actualidad la recomendación de ingesta de AGT se sitúa por debajo del 1% de la ingesta diaria de energía total [31].

Dada la relación existente entre la ingesta de grasas y la salud, se han definido índices como el trombogénico (IT) o el de aterogenicidad (IA) que sirven para clasificar las grasas según el riesgo que representan para la salud. En este sentido, el IT predice el potencial trombótico (potencial para formar trombos en vasos sanguíneos) de los AG presentes en una grasa, mientras que el IA representa la relación entre la suma de los AGS frente a la de AGI presentes en una grasa [32]. Del mismo modo, la relación de AG ω6:ω3 es ampliamente utilizada para valorar la calidad de la grasa dietética. En este sentido, se recomienda mantener una relación ω6:ω3 de 3:1 o 4:1 en la dieta.

En el caso del colesterol, su influencia en los niveles de lípidos en sangre ha resultado ser menor de lo que se creía en un principio. De hecho, se ha descrito que el efecto que tiene ingerir grasas saturadas sobre los niveles sanguíneos de colesterol (los aumenta) es mayor que el de la ingesta del propio colesterol [22]. Esto se debe a la regulación que existe en la producción hepática de colesterol, en función de la ingesta dietética del mismo. Así, en general, si aumenta la ingesta de colesterol, la síntesis endógena del mismo disminuirá. Por otro lado, la ingesta de colesterol no afecta a los niveles sanguíneos de TG.

Sin embargo, hay que tener claro que, en general, todos los alimentos que contienen grasa contienen los tres tipos de grasas anteriormente mencionadas (saturada, monoinsaturada y poliinsaturada), en diferente proporción según el tipo de alimento. Es decir, sería imposible consumir grasas insaturadas sin consumir grasas saturadas, o viceversa, en un alimento de origen natural. No obstante, cada alimento tendrá diferentes proporciones de los distintos AG, pudiendo ser ricos en unos u otros.

Así, hay que tener en cuenta que las grasas saturadas no están presentes exclusivamente en alimentos de origen animal, y que tampoco todas las grasas de origen vegetal son insaturadas. Del mismo modo, que una grasa sea de origen vegetal no quiere decir que vaya a ser más saludable que otra de origen animal, o viceversa. Por ello, más allá de la cantidad de grasa que contiene un alimento, otro factor a tener en cuenta será la proporción de ellas presente en su composición por sus implicaciones en la salud del individuo [33].

1.4. Consumo de aceites y grasas en España

Tal y como se ha indicado en secciones anteriores de esta guía, las grasas son un macronutriente (junto a los hidratos de carbono y las proteínas) que necesariamente tiene que estar presente en nuestra dieta. No obstante, debido a la relación anteriormente explicada entre la ingesta excesiva de grasas y ciertas enfermedades, resulta de gran interés conocer cuál es el consumo de grasa en una población (tanto la cantidad total como su composición), puesto que ello puede ser indicador de la prevalencia de dichas enfermedades. Asimismo, conocer cuáles son los aceites y grasas que más se consumen en un país puede ayudar a saber cuál es el perfil lipídico de las grasas de la dieta de una población.

En este sentido, los datos recogidos en el estudio ANIBES (Antropometría, Ingesta y Balance Energético en España) indican que la ingesta de energía proveniente de las grasas en la población española es superior a la recomendada (30-35% de la ingesta energética total), situándose en un 38,5 % de la ingesta energética total [34]. Asimismo, los datos recogidos en dicha investigación demuestran que la ingesta de grasas es ligeramente superior en la población femenina que en la masculina (38,7 y 38,2 % de la ingesta energética diaria total, respectivamente), y que no existen diferencias en relación al consumo de grasas entre diferentes grupos de edad [34]. Al comparar nuestros datos con los de otros países de la Unión Europea, se observa que la ingesta de grasas en España es similar a la de la mayoría de ellos (donde la energía proveniente de las grasas es mayor del 35 % en 15 de los 24 países), aunque también existen diferencias. Por ejemplo, se ha descrito que en Portugal la ingesta de energía proveniente del consumo de grasas es menor (28,5% de la energía total), mientras que en otros países como Grecia es superior (46,2 % de la energía total) [35]. En cuanto a las fuentes dietéticas de grasa, destacan las grasas adicionadas, la carne y productos derivados y la leche y productos lácteos [34,35].

En relación con el perfil de AG de la dieta de la población española, el estudio ANIBES indicó que la ingesta de energía procedente de AGS supera las recomendaciones de ingesta para este tipo de ácido graso, llegando a suponer de media para ambos sexos el 11,7 % de la ingesta energética total diaria (superando ampliamente el 7-8 % que se establece como referencia) [34]. Según los datos disponibles para los países de la Unión Europea, la ingesta de AGS en España estaría cerca de la media (12,9 % de la energía total), situándose por encima de países como Portugal (8,9 % de la energía total) y por debajo de países como Francia y Bélgica (15,5 y 15,4 % de la energía total, respectivamente) [35]. La mayoría de los AGS de la dieta provienen de la ingesta de leche y de lácteos, aceites y grasas adicionados, y carne y productos derivados, aunque la importancia de la fuente dietética puede variar según el país [34,35].

En el caso de los AGM, la ingesta de esta especie lipídica en la población española es alta (16,8 % de la ingesta energética total diaria), siendo el consumo de aceite de oliva la principal fuente dietética [34]. De hecho, el consumo de AGM en España se sitúa por encima de la mayoría de países de la Unión Europea, siendo similar al descrito en otros países de la cuenca mediterránea como Italia y Grecia [35].

Finalmente, los datos relativos al consumo de AGP en España presentan cierta variabilidad dependiendo de la fuente consultada. En este sentido, los datos del estudio ANIBES indican que la ingesta media de AGP en España es de un 6,6 % de la ingesta energética total, situándose dentro de las recomendaciones para este tipo de ácido graso [34]. Estos valores de ingesta son similares a los descritos para la mayoría de países de la Unión Europea, que oscilan entre el 3,9 y el 11,3% de la ingesta energética total diaria [35].

Sin embargo, hay que tener en cuenta que pueden existir diferencias significativas dentro de un mismo país en lo que a consumo de grasas se refiere (tanto en cantidad como en el tipo de grasa) por diferentes factores como pueden ser la localización geográfica o la religión, entre otros [36].

En los siguientes apartados se profundizará en los tipos de aceites y grasas (tanto adicionadas como las que forman parte de los alimentos) más consumidos en España. Los datos han sido extraídos del Informe de Consumo Alimentario del año 2021 del Ministerio de Agricultura, Pesca y Alimentación [37].

1.4.1. Aceites y grasas adicionadas

Entre los aceites adicionados, el más consumido es el aceite de oliva, lo cual estaría relacionado con los datos de ingesta de AGM descritos para la población española [37]. El aceite refinado de girasol ocupa el segundo lugar, con un total de consumo de 3,36 litros de aceite/persona/año (**Figura 6**). En este sentido, la principal diferencia (aparte del perfil lipídico de ambos aceites) radica en el uso que se les da a los mismos. Así, mientras que el aceite de oliva se utiliza tanto para su consumo directo (como aliño de ensaladas, por ejemplo) como para la elaboración de los alimentos (siendo especialmente recomendable para la fritura) y salsas, el aceite refinado de girasol principalmente se restringe para estas dos últimas utilidades (siendo su ingesta directa menos común).

Aceite de oliva	
Total	7,72
AOVE	3,00
AOV	0,71
Aceite de oliva	4,01

Aceite refinado de girasol	
Total	3,36

AOV: aceite de oliva virgen, AOVE: aceite de oliva virgen extra.

Figura 6.
Datos de consumo per cápita (L/año) de aceite de oliva virgen extra, aceite de oliva virgen, aceite de oliva y aceite refinado de girasol durante el año 2021 en España.

Por otro lado, la grasa adicionada más consumida en España es la mantequilla, con un consumo medio de 0,40 kg/persona/año. Cabe destacar que, en comparación con otros países, el consumo de aceites es significativamente mayor que el de las grasas.

Otra de las formas de consumo de aceites adicionados, es en forma de complemento alimenticio. En un estudio realizado en España se determinó que, entre los aceites ricos en omega-3, los de onagra, lino y frutos secos eran los más consumidos (21 % de los encuestados), seguidos de las perlas de omega-3 (20 % de los encuestados) y del aceite de pescado (18 % de los encuestados) [38].

1.4.2. Grasas presentes en los alimentos

Además de los aceites y/o grasas que añadimos a la hora de preparar los alimentos, hay que ser consciente de que la mayoría de los productos que consumimos, contienen grasas de forma intrínseca o natural. Algunos ejemplos de estos productos, que se analizarán en profundidad en los siguientes apartados de la pre-

33

sente guía, son la leche y sus derivados, los huevos, los animales acuáticos o los animales terrestres.

En primer lugar, cada persona en España consume de media al año 109,11 L o kg de **leche líquida y derivados** (leche evaporada, condensada, en polvo, preparados lácteos y derivados como el queso, leches fermentadas, mantequilla y postres lácteos) [37]. Dentro de la leche líquida (de vaca), la más consumida es la semidesnatada seguida de la leche entera y la desnatada (32,85; 19,43 y 17,71 L/persona/año, respectivamente) (**Tabla 4**). Atendiendo al origen de la leche, la leche de vaca es la más consumida [37].

Tabla 4.
Datos de consumo *per cápita* (L/año) de leche líquida de vaca (entera, desnatada y semidesnatada) durante el año 2021 en España.

Consumo *per cápita* (L/año) leche líquida de vaca	
Total	70,43
Leche entera	19,43
Leche desnatada	17,71
Leche semidesnatada	32,85

Tabla 5.
Datos de consumo *per cápita* (kg/año) de derivados lácteos durante el año 2021 en España.

Consumo *per cápita* (kg/año) derivados lácteos	
Total	35,20
Leches fermentadas (yogur, kefir,...)	14,27
Queso	7,84

En cuanto a los **derivados lácteos,** el consumo medio total es de 35,20 kg/L. El derivado más consumido es la leche fermentada en forma de yogur, seguida del queso (**Tabla 5**). En ambos casos, el tipo de derivado lácteo definirá en gran medida la cantidad de grasa que se consume a través de los mismos, tal y como se profundiza en el apartado 2.2.1. Alimentos procedentes de animales terrestres. En cuanto al perfil lipídico de la leche y sus derivados, no existe gran variación en cuanto al grado de saturación de los mismos.

Los **huevos** son otro de los alimentos que comúnmente forman parte de nuestra dieta y debido a su composición representan una fuente de grasa dietética. En este sentido, cada persona consume de media 8,74 kg de huevos al año (el equivalente a consumir 146 huevos medianos), siendo los de gallina los más consumidos (97,4 % del total de huevos consumidos).

En lo que respecta al consumo *per cápita* de **carne**, éste asciende a un total de 31,9 kg al año por persona (**Figura 7**). De esta cantidad, la porción mayoritaria corresponde al consumo de carne de pollo (una de las carnes con menor contenido en grasa) con 12,06 kg por persona (aproximadamente un 27 % del total). El siguiente tipo de carne de mayor consumo es la carne de porcino (cuyo contenido en grasa varía notablemente según la parte del animal que se consume), con cantidades que rondan los 9,64 kg (21,5 % del total) [37]. Finalmente, la carne de vaca representa alrededor del 10 % del consumo total de carne (4,75 kg de carne por persona y año), mientras que el resto de tipos de carne (pavo, cordero y conejo) se consumen en menor proporción [37]

Consumo *per cápita* (kg/año)	
Total	31,9
🐤	12,06
🐷	9,64
🐮	4,75
🐑	1,12
🐰	0,80

Figura 7.
Datos de consumo per cápita (kg/año) de carne de diferentes orígenes (pollo, cerdo, vacuno, ovino y conejo) durante el año 2021 en España.

Respecto al consumo de derivados cárnicos, el consumo total se sitúa en los 11,57 kg por persona y año, siendo el fiambre y el jamón curado los alimentos de mayor consumo, pero siempre en cantidades inferiores a 2,5 kg/persona/año (Tabla 6) [37]. Es necesario resaltar que el contenido total de grasa así como el perfil lipídico y contenido de colesterol de este tipo de alimentos, pueden ser significativamente diferentes a la carne de origen con la que han sido elaborados. Por ello, las recomendaciones de ingesta para este tipo de productos suelen ser más limitadas.

Tabla 6.
Datos de consumo *per cápita* (kg/año) de carne transformada (fiambre, jamón curado y paleta, salchichas, pavo, jamón cocido) durante el año 2021 en España.

Consumo *per cápita* (kg/año) carne transformada	
Total	11,57
Fiambre	2,43
Jamón curado y paleta	2,09
Salchichas	1,42
Pavo	1,23
Jamón cocido	1,17

En cuanto al consumo de carne proveniente de **animales acuáticos**, cada persona consume al año de media 22,72 kg de productos procedentes de la pesca. Dentro de esta categoría, el pescado fresco es el más consumido (9,63 kg/persona/año), seguido de las conservas de pescado o moluscos (4,52 kg/persona/año) y del marisco o moluscos frescos (3,38 kg/persona/año). En este sentido, la situación geográfica (proximidad a la costa), el precio de los diferentes pescados y mariscos, así como la temporalidad de los mismos, son factores que pueden afectar al consumo de este tipo de alimentos. A continuación, el mayor consumo corresponde al pescado y al marisco o moluscos congelados (2,27 y 2,16 kg/persona/año, respectivamente), que representan una alternativa más económica (y a grandes rasgos, nutricionalmente parecida) al pescado y marisco fresco. Por último, el marisco o moluscos cocidos se consumen de forma residual con un total de 0,77 kg/persona/año.

1.5. Procesos de obtención de aceites y grasas alimentarios

Los seres humanos han consumido aceites y grasas desde la prehistoria, ya que estos pueden ser aislados o extraídos con facilidad de su correspondiente fuente animal o vegetal. Por ejemplo, cuando se hierven en agua carnes de animales o pescados, sus tejidos grasos liberan grasa, que se queda flotando en el agua. Así mismo, los aceites vegetales pueden ser obtenidos de diferentes frutos (oliva, coco, palma...), semillas oleaginosas (girasol, soja, colza, cacahuete, algodón, lino...), frutos secos (nuez, almendra...), frutas (pepitas de uva, aguacate...) y cereales (germen de trigo). Tal y como se ha indicado en el apartado 1.1.1. Definición, la elección de los términos «grasas» y «aceites» se basa en su estado físico a temperatura ambiente (20 °C), de tal forma que, las grasas son sólidas a temperatura ambiente y los aceites, líquidos. Estas diferencias se deben al diferente grado de insaturación de los AG presentes en los TG y su correspondiente punto de fusión (temperatura en la que pasan de estado sólido a líquido, véase Tabla 2).

En el Codex Alimentarius, que es un compendio de Normas Alimentarias publicadas por la FAO/OMS, y cuyo objetivo es proteger la salud de los consumidores y asegurar prácticas equitativas en el comercio de alimentos, se recogen normas relativas a más de veinte tipos de aceites y grasas de origen animal y vegetal. Cada una de estas grasas o aceites es obtenida mediante un determinado proceso. Actualmente los procedimientos permitidos para la obtención de aceites y grasas comestibles de las semillas o frutos oleaginosos y de los tejidos o depósitos adiposos de animales son los siguientes: a) **Presión**, previa trituración o no, de la materia prima; b) **Fusión**, por tratamiento térmico de la materia prima, sin sobrepasar la temperatura de 100 °C; y c) **Extracción** con los disolventes permitidos, seguida de la eliminación completa de éstos.

Tal y como se ha indicado anteriormente, en España los más consumidos son el aceite obtenido del fruto del olivo (*Olea europea* L), seguido del aceite obtenido de las semillas de girasol (*Helianthus annuus* L), y por ello este apartado se centrará en los procesos de extracción de ambos.

Aceite de oliva y de orujo de oliva

El **Aceite de oliva** es obtenido directamente del fruto del olivo, la aceituna. La Unión Europea es el principal productor, consumidor y exportador de aceite de oliva, especialmente España, que es líder mundial en superficie de cultivo de olivos, producción y comercio exterior de aceite de oliva [39]. La producción española de este aceite supone el 70 % de la producción de la Unión Europea y el 45 % de la mundial. Por ello, este sector no sólo tiene una indiscutible importancia económica, sino que también tiene una gran repercusión social, ambiental y territorial. Los principales destinos del aceite de oliva de la Unión Europea son Estados Unidos, Brasil y Japón.

Cuando el subproducto sólido que queda tras la extracción mecánica del aceite de oliva, denominado «orujo de oliva», es tratado con disolventes u otros tratamientos físicos, se obtiene el **aceite de orujo de oliva,** que es mucho menos consumido que el procedente directamente de la oliva.

Atendiendo a cómo se ha realizado el proceso de extracción del aceite, a su acidez y a ciertos parámetros que se analizan por laboratorios autorizados, se pueden encontrar cuatro tipos de aceites procedentes de la aceituna, que pueden ser vendidos directamente a los consumidores [40]:

- **Aceite de oliva virgen extra (AOVE):** es el de mayor calidad porque se obtiene a partir de las mejores aceitunas y exclusivamente mediante procedimientos mecánicos, siendo su acidez como máximo del 0,8 %. Se puede considerar como un «zumo de aceituna». La acidez se determina mediante análisis químico en un laboratorio autorizado, y está directamente relacionada con la cantidad de AGL que hay en el aceite, los cuales se liberan principalmente porque algunas de las aceitunas empleadas no se encontraban en su punto óptimo de maduración (bien por que hayan sido recogidas del suelo, o estén picadas, fermentadas, etc.). Es decir, una aceituna de buena calidad tiene una baja acidez inicial, y el aceite que con ella se elabora también tendrá una menor acidez. Este AOVE tiene las mejores propiedades sensoriales (olor, sabor, aroma y color), y esto ha de ser corroborado por un Panel de Catadores expertos que además evalúan ciertas cualidades características del aceite como su carácter «frutado», el amargo o el picante, que están directamente relacionados con la presencia de compuestos minoritarios antioxidantes naturales como la vitamina E (tocoferoles), polifenoles como hidroxitirosol y oleocantal, o el escualeno, a los que además se les atribuyen propiedades beneficiosas para la salud. En este punto cabe resaltar que el aceite de oliva es el único producto agroalimentario español en el que, para distinguir una categoría de otra, se emplea la evaluación sensorial por un Panel de Catadores autorizados (además de otros análisis químicos) [41]. La legislación establece que al AOVE no se le puede añadir ningún aditivo [42].

- **Aceite de oliva virgen (AOV):** se obtiene de la misma forma que el virgen extra (AOVE), pero su grado de acidez suele ser superior a 0,8 %, no pudiendo superar nunca el valor máximo del 2 %. Este mayor grado de acidez suele deberse a que todas las aceitunas empleadas no estaban en su estado óptimo de maduración. Aunque este «zumo de aceituna» es un aceite de grandísima calidad, esta no es tan extraordinaria como la del AOVE, y ello se manifiesta en algún pequeño defecto desde el punto de vista sensorial y en un ligero menor contenido en compuestos antioxidantes. La legislación establece que al AOV no se le puede añadir ningún aditivo [42].
- **Aceite de oliva:** está constituido por aceite de oliva refinado que ha sido mezclado («encabezado») con AOV, y su grado de acidez no puede superar el 1 %. En su etiquetado se indica «*Contiene exclusivamente aceite de oliva refinado y aceite de oliva virgen*», sin hacer mención al porcentaje de mezcla, que suele ser 80-90 % de aceite de oliva refinado y 10-20 % de AOV. Además, suele incluir en su etiquetado términos como «suave» o «intenso», los cuales están relacio-

nados con su menor o mayor acidez respectivamente (esto a su vez se debe a su menor o mayor contenido en AOV, respectivamente). Por tanto, cabe señalar que un aceite de oliva «intenso», al tener mayor cantidad de AOV que un aceite de oliva «suave», también contendrá una mayor cantidad de compuestos minoritarios antioxidantes. En cualquier caso, las mayores cantidades de estos compuestos minoritarios de interés se encontrarán siempre en un AOVE, tal y como se ha indicado anteriormente. Actualmente este aceite de oliva es el tipo de aceite obtenido de la oliva más vendido en España, pese a la extraordinaria calidad del AOVE, que contiene mayores cantidades de compuestos minoritarios de interés nutricional y mejores propiedades sensoriales.

- **Aceite de orujo de oliva**: contiene aceite de orujo de oliva refinado, que ha sido mezclado («encabezado») con AOV, y su grado de acidez no puede superar el 1 %.

La legislación europea recoge otros cuatro tipos de aceites derivados de la aceituna que no pueden ser comercializados directamente al consumidor:

- Aceite de oliva **virgen lampante**: es un aceite de oliva virgen de peor calidad, que no es apto para el consumo directo, ya que tiene una acidez muy elevada (superior al 3,3 %) y un olor y sabor desagradables. El término «lampante» proviene de su uso tradicional como combustible en las lámparas de aceite. Hoy en día se somete a un proceso de refinado para corregir la acidez y eliminar colores, aromas y sabores desagradables, obteniéndose como resultado el «aceite de oliva refinado», que tampoco puede ser comercializado directamente (véase siguiente apartado). Dicho proceso de refinado es similar para todos los aceites vegetales; en párrafos posteriores sobre la obtención del aceite refinado de girasol se explicará con más detalle.

- Aceite de oliva **refinado**: apenas tiene olor, sabor, aroma ni color, y su acidez no puede superar el 0,3 %. Para compensar las pérdidas de componentes minoritarios sufridas durante el refinado del aceite de oliva virgen lampante, la legislación establece que se le pueden añadir tocoferoles (vitamina E) como antioxidantes [42]. Tal y como se ha mencionado anteriormente, para poder comercializarse debe ser mezclado («encabezado») con una pequeña parte de AOV, con el objetivo de mejorar ligeramente sus propiedades organolépticas. Esta mezcla se denomina aceite de oliva y ya ha sido descrito en párrafos anteriores.

- Aceite de **orujo de oliva crudo**: es el aceite que se recupera del alpeorujo (u orujo graso húmedo) mediante extracción química.
- Aceite de **orujo de oliva refinado**: se obtiene tras el refinado del aceite de orujo de oliva crudo. Debido a la forma en la que es procesado, este aceite mantiene un contenido elevado de compuestos minoritarios de interés, como esteroles, escualeno y compuestos triterpénicos. Aún y todo, la legislación establece que se le pueden añadir tocoferoles (vitamina E) como antioxidantes [42]. Tal y como se ha mencionado anteriormente, para poder comercializarse debe ser mezclado («encabezado») con una pequeña parte de AOV, con el objetivo de mejorar ligeramente sus propiedades organolépticas. Esta mezcla se denomina aceite de orujo de oliva y ya ha sido mencionada en párrafos anteriores.

Además de esta clasificación básica establecida por la legislación, en el etiquetado de los aceites de oliva comerciales se pueden encontrar otras diferenciaciones que atienden a diferentes aspectos:

- La **variedad de aceituna** de la que se ha extraído el aceite: Hojiblanca, Picual, Arbequina, Arróniz, Cornicabra, Empeltre... Cabe destacar que en España existen cientos de variedades de olivo diferentes. A veces aparece el término *«Coupage»*, que indica que el aceite ha sido elaborado a partir de diferentes variedades de aceitunas, las cuales han sido mezcladas durante la etapa de molienda (molturación) en la almazara. Este término francés significa «mezcla» y se ha heredado del mundo vitivinícola, donde se emplea para referirse a un vino que ha sido elaborado con más de una variedad de uva.
- **Procedencia geográfica**: cabe señalar que una misma variedad de aceitunas procedente de olivos que están sometidos a diferentes condiciones climatológicas y prácticas de cultivo en diferentes localizaciones geográficas, pueden dar lugar a aceites de oliva con diferentes características.

- **Tipo de cultivo:** tradicional, intensivo, ecológico, etc.
- **Momento de recogida de las aceitunas:** con el término «cosecha temprana» o «primera cosecha» se hace referencia al AOVE elaborado a partir de aceitunas recolectadas de forma temprana en octubre, cuando el grado de madurez de la aceituna aún no ha alcanzado su punto óptimo y la mayoría están todavía verdes. Este aceite se extrae mediante un proceso más complejo y costoso, y presenta un color verde más intenso, un carácter «frutado» y un sabor más aromático, amargo y picante, que hace que sea considerado como un aceite de calidad superior.
- **Proceso de extracción del aceite:** primera prensada en frío, sin filtrar, etc.

De forma resumida, la **Figura 8** muestra el proceso de obtención de los AOVE, AOV y aceite de oliva virgen lampante [43]:

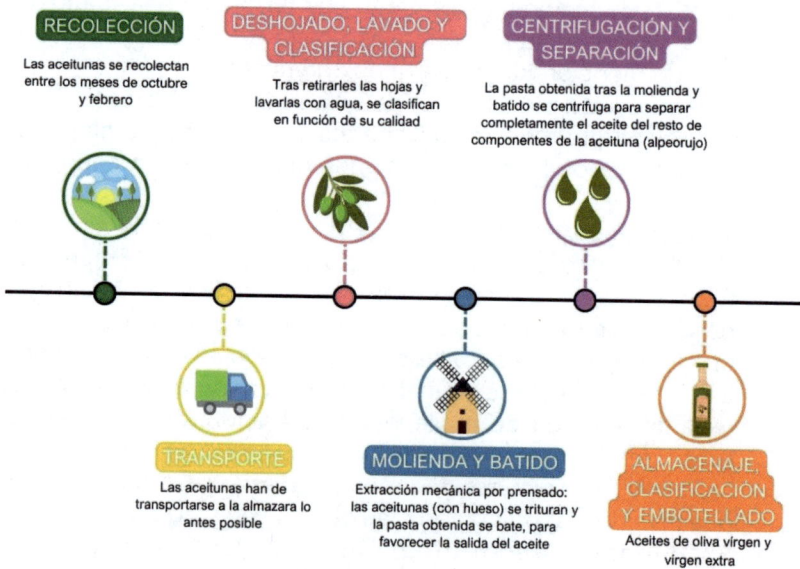

Figura 8.
Esquema del proceso de obtención de los aceites de oliva vírgenes AOVE y AOV [43].

- **Recolección:** La recolección de la aceituna suele comenzar en el mes de octubre y termina en febrero. Como se ha mencionado anteriormente, dependiendo de la fecha de recolección y del nivel de maduración de las aceitunas, los aceites de oliva obtenidos pueden tener propiedades diferentes. De forma genérica, se puede decir que para producir 1 litro de aceite de oliva son necesarios entre 4 y 5 kilogramos de aceitunas. Aunque esta proporción puede variar dependiendo de distintos factores, como pueden ser el clima, la época de recolección y la variedad de la aceituna. Así, por ejemplo, ya se ha indicado anteriormente que en el caso de los aceites de cosecha temprana el rendimiento es mucho menor y para producir 1 litro de aceite de oliva pueden ser necesarios entre 8 y 12 kilogramos de aceitunas tempranas.

- **Transporte** a la almazara o trujal: Después de ser recogidas en los olivares, las aceitunas deben ser transportadas a la almazara lo antes posible, para evitar procesos de fermentación indeseados. El término «almazara» procede del árabe 'al-maṣara', y el término «trujal» del latín 'torculāre'; ambos son sinónimos y significan «la prensa», es decir, se refieren al lugar donde se elabora el aceite.

- **Deshojado, lavado y clasificación:** Una vez en la almazara se retiran las hojas y las aceitunas se lavan bajo chorros de agua para eliminar todas las materias extrañas y así evitar posibles consecuencias negativas en las características organolépticas del aceite de oliva. Las aceitunas son clasificadas en función de su calidad.

- **Molienda y batido:** Las aceitunas limpias, con su hueso, pasan a la trituradora donde comienza la extracción mecánica del aceite (tradicionalmente se empleaban piedras de molino). Una vez triturada la aceituna, se obtiene una pasta que posteriormente es batida para así favorecer la salida del aceite. Este proceso mecánico permite que se separe mejor el aceite del agua que contiene el fruto y también, de la parte sólida u orujo (que contiene la piel, pulpa y huesos rotos). Es fundamental que durante esta etapa la temperatura no sea alta, para así mantener las propiedades organolépticas del aceite y que no se aceleren los procesos de oxidación (si es menor de 27 °C se denomina «extracción en frío» y se puede indicar en el etiquetado de la botella de aceite).

- **Centrifugación y separación:** Posteriormente, la pasta obtenida en el proceso de molturación y batido se introduce en una centrifugadora (también llamada decantador) para así separar completamente el aceite del resto de componentes de la aceituna. Esta máquina cilíndrica, que gira a gran velocidad, permite separar los componentes por diferencia de densidad. La introducción de esta fase de centrifugación supuso uno de los avances más importantes en la historia del sector del aceite de oliva, ya que hasta su aparición había que realizar un prensado y posterior decantación, que eran menos eficientes y generaban muchos más residuos. Los sistemas de centrifugación iniciales eran de Tres Fases, y en ellos se recogían como productos finales el aceite, el agua (alpechín) y el orujo. Hace unas décadas surgió el sistema de Dos Fases, que se extendió rápidamente por considerarse más «ecológico», ya que en él se recogen únicamente el aceite y el alpeorujo, siendo este último una mezcla del agua (alpechín) y el orujo. Se necesita menos agua, lo que implica menores costes de producción del aceite. Además, el alpeorujo generado puede aprovecharse para compostaje, y para la obtención de aceite de orujo de oliva, entre otros usos.
- **Almacenaje:** El aceite de oliva obtenido (filtrado o sin filtrar) se almacena en grandes recipientes, normalmente de acero inoxidable y a temperaturas entre 15 y 20 °C.
- **Clasificación y embotellado:** Antes de su comercialización el aceite es analizado por laboratorios autorizados para determinar si pertenece a la categoría de AOVE, AOV o aceite de oliva virgen lampante (cabe recordar que éste último no es apto para consumo directo). Los AOVE y AOV se embotellan, generalmente en botellas de color oscuro para evitar la degradación por radiación lumínica, y son etiquetados con las correspondientes indicaciones obligatorias establecidas por la legislación. Las botellas deben conservarse en un lugar fresco y seco, protegidas de la luz y del calor, para preservar la gran calidad de estos aceites.

Aceite refinado de girasol

El aceite refinado de girasol se obtiene a partir de las semillas (pipas) del girasol (*Helianthus annus*), y habitualmente su denominación coloquial es «aceite de girasol». Existe la posibilidad de obtener aceite virgen de girasol mediante extracción mecánica por prensado de las pipas, pero en España este aceite tan solo se comercializa en algunos establecimientos de venta de alimentos de producción ecológica. Por tanto, cuando se habla de «aceite de girasol», en realidad se hace referencia a aceite refinado de girasol (y como tal aparece denominado en la etiqueta del envase).

El girasol es una planta herbácea procedente de Norteamérica, que fue introducida en Europa en el siglo XVI como flor ornamental y no fue considerada oleaginosa hasta el siglo XVIII. Actualmente, Rusia es el principal productor de aceite de girasol a nivel mundial. En el contexto de la producción mundial de aceites de origen vegetal, el aceite refinado de girasol ocupa la cuarta posición, después del aceite de palma, soja y colza, en ese orden.

La **Figura 9** recoge de forma resumida el proceso de obtención de aceite refinado de girasol [44]. Tras la cosecha y secado de las plantas de girasol, las semillas son **recolectadas** y **lavadas** y a veces también **descascarilladas**, y posteriormente son **trituradas** para así facilitar las etapas posteriores. Estas pipas trituradas son **prensadas** (primera **extracción** del aceite), obteniéndose como productos aceite crudo (15-20 %) y materia sólida. Posteriormente, se realiza una segunda **extracción** del aceite crudo remanente en la materia sólida, empleando un **disolvente** (generalmente hexano). Tras esta extracción con disolvente, el contenido final de aceite en la torta semisólida es inferior al 2 %. Cabe señalar que, en comparación con el aceite obtenido por prensado mecánico, el aceite que se extrae con disolvente es de calidad notablemente inferior, debido a que el disolvente extrae también compuestos lipídicos de las membranas celulares (como fosfolípidos y ceras), que deben ser eliminados posteriormente mediante refinación [45].

El proceso de **refinación** o **refinado** del aceite de girasol elimina aquellos compuestos responsables del color, olor y sabor que hacen que el aceite crudo sea inaceptable para el consumidor o que puedan comprometer su calidad y seguridad. De forma resu-

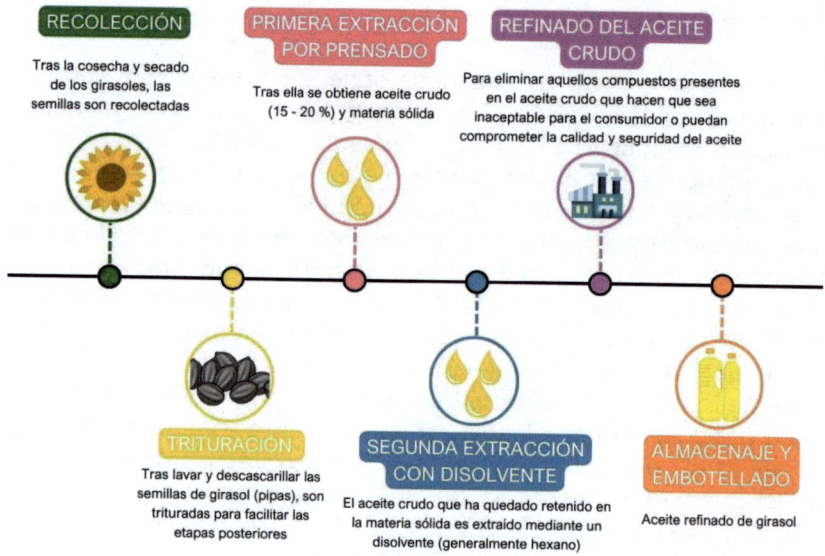

Figura 9.
Esquema del proceso de obtención del aceite refinado de girasol [44].

mida, el proceso clásico de refinado del aceite crudo de girasol consta de varias etapas:

- **Desgomado:** para eliminar los fosfolípidos presentes en el aceite crudo.
- **Neutralización:** para eliminar los AGL y otras impurezas, como trazas metálicas, proteínas y materiales oxidantes, entre otros. Esta es considerada la etapa del refinado con mayor impacto económico, porque en ella se producen mayores pérdidas.
- **Winterización o descerado:** para eliminar ceras y TG saturados que constituyen partículas sólidas que podrían enturbiar el aceite refinado.
- **Decoloración:** para eliminar los pigmentos naturales (carotenoides, clorofilas) mediante adsorbentes como las tierras decolorantes (principalmente bentonita) o el carbón activo.

En esta etapa también pueden quedar adsorbidos otros compuestos minoritarios del aceite.

- **Desodorización:** para eliminar los compuestos volátiles que afectan al olor y sabor del aceite.

Durante estas etapas del refinado se producen importantes pérdidas de componentes minoritarios del aceite que tienen interés nutricional, como determinados fitosteroles y tocoferoles (vitamina E), que además tienen potencial actividad antioxidante. Para compensar estas pérdidas, la legislación actual permite la adición de tocoferoles al aceite refinado de girasol como aditivos antioxidantes (E 306, E 307, E 308 y E 309). Cabe señalar que esto no está permitido para el AOVE y el AOV [42]. Tras el refinado, el aceite de girasol ha de ser embotellado para su posterior comercialización. En este caso, al tratarse de un aceite de menor calidad y precio que el AOVE y el AOV, suelen emplearse botellas transparentes, a pesar de que este aceite se degrada mucho más rápido y en mayor extensión que los aceites de oliva, debido a su composición (véase apartado 4.1. de la guía). Para intentar minimizar estas reacciones, las botellas de aceite refinado de girasol han de conservarse en un lugar fresco y seco, protegidas de la luz y del calor.

2

Aceites y grasas en la dieta

Cuando se habla de los aceites y grasas que se consumen en la dieta, generalmente se tiende a pensar en aquellas que se adicionan a los alimentos o platos, tanto para su elaboración como para su consumo directo (por ejemplo, el aceite de aliño en las ensaladas). Sin embargo, al consumir alimentos de origen animal y vegetal, también estaremos consumiendo los lípidos que contienen de forma natural. Por ello, en los siguientes apartados de esta guía se analizarán las características nutricionales y tecnológicas de los aceites y grasas de origen animal y vegetal (tanto adicionadas como las que se encuentran en los propios alimentos) que habitualmente están presentes en nuestra dieta.

2.1. Aceites y grasas comestibles

2.1.1. Aceites y grasas de origen vegetal

Los aceites y grasas de origen vegetal se obtienen a partir de procedimientos técnicos (presión, fusión o extracción) partiendo de frutos y/o semillas oleaginosas. Mientras que algunas de las grasas resultantes de estos procesos son sólidas a temperatura ambiente y se denominan «mantecas», otras son de naturaleza líquida, conociéndose como «aceites». Este apartado de la presente guía se centrará en aquellos dirigidos al consumo humano. Debido a su naturaleza lipídica, los aceites y grasas son grandes fuentes de energía, aportando unas 9 kcal/g de producto.

Sin embargo, tal y como se ha mencionado en apartados anteriores de esta guía, los aceites y grasas además de TG compuestos por AG, aportan también otros nutrientes y compuestos no nutrientes de interés como son las vitaminas liposolubles y esteroles. En este sentido, una de las características de los aceites y grasas de origen vegetal radica en que no son fuente de vitamina D (sólo presente en alimentos de origen animal y algunas setas y hongos) [3]. Sin embargo, los aceites vegetales son una fuente interesante de vitamina E, micronutriente de carácter esencial, es decir, que no podemos sintetizar en nuestro organismo (de forma endógena) y que, por tanto, debemos adquirir mediante la alimentación. Utilizamos el término «vitamina E» para designar a un grupo de ocho especies de tocoferoles y tocotrienoles (α, β, γ, δ) presentes en cantidades variables en los aceites vegetales, y cuyo consumo se ha relacionado con una mejora de la salud [46]. En concreto, la vitamina E parece ser efectiva en la prevención y mejora de algunas complicaciones de salud gracias a su capacidad antioxidante, anti-inflamatoria, a su potencial de inhibición de agregación plaquetaria y su capacidad de potenciación del sistema inmune [47].

Respecto a la presencia de esteroles, cabe destacar que, una de las mayores diferencias entre los aceites y grasas de origen vegetal y de origen animal es la práctica ausencia de colesterol en los primeros. En su lugar, los aceites vegetales contienen fitoesteroles (de la raíz griega *phyton*: planta, vegetal»), que serían los «equivalentes» del colesterol presente en las grasas de origen animal. El consumo de alimentos ricos en fitoesteroles se ha relacionado con una reducción en los niveles de colesterol LDL, independientemente de si los niveles de partida son bajos o altos [48]. Este efecto es especialmente interesante, ya que la reducción de los niveles de colesterol LDL es esencial para disminuir el riesgo de sufrir enfermedad coronaria [49]. En la **Tabla 7** se representan los aceites y grasas de los que se va a hablar en las siguientes secciones de la guía.

Tabla 7.
Porcentaje de los principales ácidos grasos presentes en distintos aceites y grasas alimentarios de origen vegetal [50,51].

Ácidos grasos (%)	Aceite de girasol	Aceite de girasol alto oleico	Aceite de colza	Aceite de colza bajo en erúcico (Canola)	Aceite de soja	Aceite de oliva	Aceite de palma	Aceite de almendra de palma	Aceite de coco	Manteca de cacao
Ácidos grasos saturados (AGS)										
Caprílico (C8:0)	-	-	-	-	-	-	-	2,4-6,2	4,6-10,0	
Cáprico (C10:0)	-	-	-	-	-	-	-	2,6-5,0	5,0-8,0	-
Láurico (C12:0)	ND-0,1	-	-	-	ND-0,1	-	ND-0,5	45,0-55,0	45,1-53,2	ND-1,0
Mirístico (C14:0)	ND-0,2	ND-0,1	ND-0,2	ND-0,2	ND-0,2	ND-0,1	0,5-2,0	14,0-18,0	16,8-21,0	ND-4,0
Palmítico (C16:0)	5,0-7,6	2,6-5,0	1,5-6,0	2,5-7,0	8,0-13,5	7,5-20,0	39,3-47,5	6,5-10,0	7,5-10,2	24,5-33,7
Esteárico (C18:0'	2,7-6,5	2,9-6,2	0,5-3,1	0,8-3,0	2,0-5,4	0,5-5,0	3,5-6,0	1,0-3,0	2,0-4,0	**33,7-40,2**
Araquídico (C20:0)	0,1-0,5	0,2-0,5	ND-3,0	0,2-1,2	0,1-0,6	ND-0,8	ND-1,0	-	ND-0,2	ND-1,0
Behénico (C22:0)	0,3-1,5	0,5-1,6	ND-2,0	ND-0,6	ND-0,7	ND-0,3	ND-0,2	-	-	-
Ácidos grasos monoinsaturados (AGM)										
Palmitoleico (C16:1ω9)	ND-0,3	ND-0,1	ND-3,0	ND-0,6	ND-0,2	0,3-3,5	ND-0,6	ND-0,2	-	ND-4,0
Oleico (C18:1ω9)	14,0-39,4	75-90,7	8,0-60,0	51,0-70,0	17,0-30,0	55,0-83,0	36,0-44,0	12,0-19,0	5,0-10,0	26,3-33,0
Gadoleico (C20:1ω11)	ND-0,3	0,1-0,5	3,0-15,0	0,1-4,3	ND-0,5	-	ND-0,4	-	ND-0,2	-
Erúcico (C22:1)	ND-0,3	ND-0,3	2,0-60,0	ND-2,0	ND-0,3	-	-	-	-	-
Ácidos grasos poliinsaturados (AGP)										
Linoleico (C18:2ω6)	48,3-74,0	2,1-17,0	11,0-23,0	15,0-30,0	48,0-59,0	3,5-21,0	9,0-12,0	1,0-3,5	1,0-2,5	1,7-3,0
Linolénico (C18:3ω3)	ND-0,3	ND-0,3	5,0-13,0	5,0-14,0	4,5-11,0	ND-1,5	ND-0,5	ND-0,2	ND-0,2	ND-1,0

ND = no detectado (<0,05 %)

Aceites y grasas vegetales procedentes de semillas

Los aceites procedentes de semillas oleaginosas (girasol, colza/canola y soja) suelen tener un bajo coste de producción, por lo que principalmente se utilizan para la elaboración de productos procesados (por ejemplo, de algunas conservas, salsas, productos de panificación como la bollería o los panes de molde), así como en diferentes procesos tecnológicos (especialmente para la fritura de alimentos). Cabe señalar que habitualmente estos aceites, antes de ser comercializados, han de ser sometidos a un proceso de refinación para eliminar aquellos compuestos responsables del color, olor y sabor que hacen que el aceite crudo sea inaceptable para el consumidor o que puedan comprometer su calidad y seguridad. Este refinado provoca también importantes pérdidas de componentes minoritarios del aceite que son de interés nutricional, como determinados fitosteroles y tocoferoles (vitamina E), entre otros.

Una de las características comunes que tienen estos aceites procedentes de semillas oleaginosas radica en su alto contenido en AGP de la serie ω6 (**Tabla 8**), lo cual les hace especialmente susceptibles de sufrir reacciones de degradación u oxidación durante su uso para el cocinado o durante su almacenaje. Estas reacciones pueden provocar no sólo un empeoramiento de sus características sensoriales, sino también puede comprometer su seguridad debido a la generación de compuestos potencialmente perjudiciales para la salud (véase apartado 4.1. de la guía).

Tabla 8.
Contenido de ácidos grasos de la serie ω6 en distintos aceites vegetales procedentes de semillas comparado con el contenido en el salmón.

Contenido de AG ω6 (g /100 g de producto)	
Aceite de refinado de girasol	63,20
Aceite de colza/canola	19,70
Aceite de soja	52,99
Salmón	0,22

Los aceites de semillas oleaginosas mayormente producidos a nivel mundial son los de soja, de colza o canola y de girasol, en este orden. Cabe señalar, que el primer puesto a nivel mundial lo ocupa el aceite de palma (que en esta guía se describe en la sección «Aceites y grasas vegetales procedentes de cultivares arbóreos»).

Aceite de semillas de girasol

Entre los aceites procedentes de semillas, el más consumido en España (y Europa) es el **aceite refinado de girasol,** siendo su consumo de 4,58 litros por persona y año [37]. Este aceite se obtiene de las semillas procedentes del capítulo de la flor de girasol (*Helianthus annuus*). La semilla descascarillada, representa un 70 % del peso total y contiene un 55 % de aceite, aproximadamente [52]. La composición del aceite de las semillas varía en función de las condiciones ambientales (luz y temperatura) o el estado de maduración de la semilla. Su proceso de obtención se describe en la Figura 9 (apartado 1.5. de esta guía).

En cuanto a su composición en AG, el aceite refinado de girasol se caracteriza por presentar altas concentraciones de ácido linoleico (48,3-74,0 %), seguido de ácido oleico (14,0-39,4 %). En cuanto a AGS, los mayoritarios son el palmítico y el esteárico que, en su totalidad, no superan el 15 % de la composición [52]. Dado que contiene un alto porcentaje de ácido linoleico, el TG presente en mayor proporción es la trilinoleína (36,3 %), seguida de la oleodilinoleína (29,1 %), ambos TG con AG que presentan varios dobles enlaces. Esta característica, hace que el aceite refinado de girasol tenga un punto de fusión muy bajo (-16 a -19 °C) permitiendo, por ejemplo, que este aceite se pueda almacenar en la nevera sin solidificarse.

Durante las últimas décadas se han llevado a cabo una serie de prácticas de modificación y selección artificial de cultivares con el fin de seleccionar las variedades de plantas de girasol con un mayor contenido en ácido oleico (75,0-90,7%). De estas variedades, se obtiene el **aceite de girasol alto oleico.** Este aceite, en comparación con el aceite refinado de girasol, presenta una mayor estabilidad oxidativa durante el almacenaje y tratamiento culinario, además de un perfil nutricional más cardiosaludable [53,54].

Por otro lado, el aceite refinado de girasol representa una de las fuentes de vitamina E más importantes de nuestra dieta, ya que contiene 49 mg de vitamina E por cada 100 g de producto (**Figura 10**). La mayor parte de esta vitamina E se encuentra en forma de α-tocoferol.

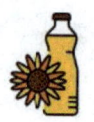 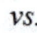 

 Una cucharada (10 g)   4,9 mg vit. E   0,51 mg vit. E

Figura 10.
Cantidad de vitamina E (mg) en una cucharada equivalente a 10 g de aceite refinado de girasol y en el aceite de oliva.

En cuanto a la presencia de otros compuestos minoritarios, el aceite de girasol presenta en pequeñas proporciones esteroles, siendo el más abundante el β-sitosterol, seguido del δ-stigmasterol, así como algunos ácidos fenólicos.

A pesar de que la composición del aceite de girasol puede resultar interesante, el hecho de verse sometido a un proceso de refinado, varía notablemente su contenido en compuestos de interés nutricional, como pueden ser la vitamina E o los fitoesteroles.

Aceite de colza o nabina

El **aceite refinado de colza** se obtiene a partir de la semilla de dos especies vegetales, *Brassica napus* y *Brassica rapa*. De forma natural la colza produce un aceite rico en ácido erúcico (50 %), componente relacionado con la acumulación de depósitos grasos en el corazón. Por ello, desde el año 1970 se han seleccionado variedades con un contenido reducido en ácido erúcico, menor o igual al 5 % [55]. Así, la variedad de colza canadiense, denominada *canola* (acrónimo de «*Canada Oil Low Acid*» o «*Aceite canadiense bajo en ácido*»), contiene menos de un 2 %, y la variedad de canola australiana contiene por término medio menos de un 0,3 %. Aun así, los aceites de dichas variedades se refinan para bajar aún más su contenido.

Aunque actualmente el aceite de colza ocupa la tercera posición en el ranking de cultivos de semillas oleaginosas más abundantes en el mundo (tras la palma y la soja), cabe señalar que en España no es fácil encontrar aceite de colza en los supermercados. A día de hoy el aceite de colza es un producto estigmatizado en España, debido a la intoxicación masiva que ocurrió en mayo de 1981, cuando se produjo el denominado «Síndrome del Aceite Tóxico» asociado al consumo de un aceite de colza adulterado. Este había sido importado de Francia para usos industriales y desnaturalizado con el compuesto tóxico anilina (2 %); sin embargo, después fue refinado y fraudulentamente desviado al consumo humano, haciendo enfermar a más de 20.000 personas de todas las edades y provocando casi un total 4.000 muertes. Este ha sido el mayor caso de intoxicación alimentaria en la historia de España. El hecho de que este aceite adulterado, sin etiquetar y sin control sanitario alguno, se comercializase libremente por puestos de venta ambulante de todo el país, supuso un antes y un después en la Política de Seguridad Alimentaria española, y evidenció la necesidad de que las Autoridades pusieran en marcha las primeras medidas de regulación y control efectivas para garantizar la calidad y seguridad de los alimentos. Hay que hacer hincapié en que el aceite de colza es un aceite totalmente seguro para consumo humano, y por ello muchas empresas lo utilizan como ingrediente en la elaboración de determinados alimentos, como galletas, etc., indicando en el etiquetado «aceite de canola» o «aceite de nabina».

En cuanto a su composición, el aceite de refinado de colza bajo en ácido erúcico (canola), el AGI más abundante es el ácido oleico (51,0-70,0 %), mientras que los AGP mayoritarios son el ácido linoleico (15,0-30,0 %) y el ácido linolénico (5,0-14,0 %). Entre los compuestos minoritarios del aceite de canola, podemos encontrar tocoferoles, principalmente las formas α y γ-tocoferol en una relación de 1:2. Además, contiene esteroles tanto libres como esterificados, siendo el más abundante el β-sitosterol, seguido del campesterol y el brassicasterol (presente casi únicamente en este tipo de aceite).

A pesar de que el consumo de aceite de semillas de colza obtenido por prensado en frío se ha relacionado con beneficios para la salud, la mayor parte del aceite de colza que encontramos en el mercado es refinado. Durante el proceso de refinado, su contenido en dos de los componentes más saludables del aceite, los AG saludables y vitamina E, se reduce. Es muy difícil encontrar aceite de colza virgen (no refinado) en el mercado, por lo que es interesante priorizar otros aceites vegetales antes que el de colza.

Aceite de soja

El aceite de soja se obtiene a partir de las semillas de la planta de soja *Glycine Soja, Sieb et Zucc* (Soja híspida, Unch, Dolichos Soja, L.). A pesar de que las semillas de esta planta se utilizan principalmente para la elaboración de productos alimenticios como salsa de soja, bebida de soja, tofu o tempeh por su alto contenido en proteínas (38-44 %) y bajo en aceite (18-21 %), también se utilizan estas semillas para la producción de **aceite de soja**, principalmente **refinado**.

El aceite de soja se compone principalmente de TG compuestos por AGS como el ácido palmítico (10 %) o el ácido esteárico (4 %), y de AGI como el ácido oleico (22,8 %), ácido linoleico (50,8 %) y ácido linolénico (6,8 %). Entre sus compuestos minoritarios, se pueden encontrar fitoesteroles (70 %) y vitamina E (15 %), principalmente en forma de γ-tocoferol: sin embargo, su contenido disminuye como consecuencia del proceso de refinado. Por ejemplo, la cantidad de β-sitosterol, uno de los esteroles más abundantes, se reduce de 183 mg/100 g aceite crudo a 123 mg/100 g aceite refinado. Otros esteroles como el campesterol o el estigmasterol, también ven su presencia disminuída (de 68 y 64 mg/100 g aceite crudo a 47 mg/100 g de aceite refinado, respectivamente) [56].

El consumo de aceite de soja ha sido asociado con efectos positivos en la salud, principalmente debido a su alto contenido en AGP esenciales, aunque no se puede descartar la influencia de sus componentes minoritarios [57]. Se ha observado que, reemplazando los alimentos altos en grasas saturadas por aceite de soja, disminuyen los niveles en sangre de colesterol total y LDL. Sin embargo y, de igual forma que ocurre con el aceite de girasol, este elevado contenido en AGP provoca que el aceite de soja sea especialmente susceptible a degradarse durante su calentamiento o almacenaje. Estas reacciones de degradación u oxidación implican un deterioro del sabor y aroma del aceite, y además pueden comprometer su seguridad debido a la generación de compuestos potencialmente perjudiciales para la salud (véase apartado 4.1. de la guía).

Aceites y grasas vegetales procedentes de cultivares arbóreos

Aceite de oliva

Aunque el olivo salvaje se conoce como acebuche u *Olea sylvestris*, las olivas que se utilizan para elaborar el tan famoso **aceite de oliva,** proceden de la variedad seleccionada *Olea europea*. Sin lugar a duda, este aceite es un básico en todos los hogares de la zona Mediterránea. De hecho, la dieta que caracteriza a esta zona, la dieta Mediterránea, presenta este aceite como fuente principal de lípidos. Existen distintas variedades de aceite de oliva, como son el Picual, Cornicabra, Hojiblanca, Arbequina, Arróniz, Lenchina, Verdial, Empeltre, Manzanilla, Gordal y Farga [58]. Los distintos tipos de aceite de oliva que se comercializan (AOVE, AOV, aceite de oliva y aceite de orujo de oliva) y sus procesos de obtención se han descrito en detalle en el apartado 1.5. de esta guía.

Los beneficios del aceite de oliva sobre la salud se sustentan, entre otros factores, sobre su perfil de AG. Los AG más abundantes en el aceite de oliva son los AGM, y dentro de este grupo, el ácido oleico (55-83 %), cuyo consumo se ha relacionado con una reducción en los niveles de colesterol LDL y con el mantenimiento del colesterol HDL. Numerosos estudios han confirmado que el consumo continuado de aceite de oliva se relaciona con una reducción de numerosas enfermedades crónicas como la diabetes, la hipertensión, la obesidad y la enfermedad cardiovascular [59]. Además, el aceite de oliva contiene AGP esenciales, como el ácido linoleico (3,5-21 %).

Sin embargo, no es sólo su composición en AG la que hace del aceite de oliva un ingrediente muy interesante por sus efectos beneficiosos sobre la salud, sino que la naturaleza y concentración de sus componentes minoritarios también resulta fundamental. Cabe señalar que estos son muy diferentes a los presentes en otros aceites de origen vegetal. Además de contener tocoferoles (vitamina E) y esteroles, entre otros, la característica principal del aceite de oliva es que contiene cantidades significativas de una gran variedad de compuestos polifenólicos, que son considerados como potentes bioactivos que mejoran la salud cardiovascular [60]. Entre los compuestos polifenólicos más conocidos se encuentran hidroxitirosol, tirosol oleuropeína y oleocantal. Además, estos compuestos muestran una potente actividad antioxidante, por lo que son capaces de mitigar el estrés oxidativo celular, permitiendo que la inflamación se reduzca, y mejorando así factores como el aumento del colesterol LDL. El estrés oxidativo se describe como un estado en el que las células del organismo no son capaces de llevar a cabo sus funciones por estar sometidas a una situación «incómoda» a nivel fisiológico, y es una característica común en distintas enfermedades crónicas y cardiovasculares.

En comparación con los aceites de origen vegetal anteriormente descritos que contienen AGP en elevadas proporciones (girasol, soja y en menor medida colza), cabe señalar que el aceite de oliva presenta una estabilidad oxidativa mucho mayor, debido a su perfil lipídico (elevado contenido en AGM y compuestos minoritarios antioxidantes). Esto implica que el aceite de oliva no sólo sea el más interesante a nivel nutricional, sino también que sea el más adecuado para su uso culinario, ya que es especialmente estable durante el almacenamiento y tratamiento térmico a altas temperaturas (véase apartado 4.1. de esta guía).

Existen distintos tipos de aceite de oliva, todos ellos obtenidos a través de procesos mecánicos y otros procedimientos físicos que han explicado en el apartado anterior «**Proceso de obtención de aceites y grasas alimentarios**» y que se muestran en la **Figura 8.**

El consumo continuado de aceite de oliva se ha relacionado con una reducción de numerosas enfermedades crónicas como la diabetes, la hipertensión, la obesidad y la enfermedad cardiovascular [59]. Los beneficios del aceite de oliva sobre la salud se sustentan, entre otros factores, sobre su perfil de AG. En concreto, es su alto contenido en AGM el que aporta características particularmente interesantes. Mientras que unos aceites, como el de palma, son altos en AGS y, otros como el aceite refinado de girasol, son altos en AGP, el aceite de oliva presenta AGM, más interesantes a nivel nutricional que los AGS y con mayor estabilidad térmica que los AGP.

Del alto porcentaje de TG (97-99 %) presente en el aceite de oliva, los AGM son los más abundantes (65-83 %). Uno de los más conocidos es el ácido oleico, cuyo consumo se ha relacionado con una reducción en los niveles de colesterol LDL y con el mantenimiento del colesterol HDL. Además, contiene AGP, como el ácido linoleico (ácido graso esencial).

Sin embargo, no es sólo su contenido en AG el que hace del aceite de oliva un ingrediente interesante a nivel de salud, sino que sus compuestos minoritarios son potentes bioactivos que mejoran diversos factores fisiológicos. El aceite de oliva presenta también compuestos como vitaminas (A, D, E y K) y polifenoles (oleuropeína, hidroxitirosol, tirosol). De hecho, los efectos beneficiosos del aceite de oliva sobre la salud cardiovascular se han relacionado principalmente con su contenido en polifenoles como el hidroxitirosol y la oleuropeína [60].

Aceite de palma

La palma de aceite, *Elaeis guineensis,* es una planta perenne nativa de África Occidental. A partir del fruto de la palma se producen dos tipos de aceite dependiendo de la parte del fruto empleado:

- **Aceite de almendra de palma.** También llamado aceite de palmiste, que es extraído de la almendra blanca que se encuentra en el interior de la cáscara del fruto de la palma.
- **Aceite de palma.** Que es extraído del mesocarpio (que es la pulpa o capa externa fibrosa y anaranjada del fruto).

Cabe señalar que el aceite de palma y el aceite de palmiste muestran una composición en AG muy diferente. El **aceite de almendra de palma o palmiste** es rico en AGS (71,8–98 %), principalmente ácido láurico (45-55 %), mirístico (14-18 %) y palmítico (6,5-10 %) [61]. En cuanto a los AGI, destaca su contenido en ácido oleico (monoinstaturado), que oscila entre un 12 y un 19 % de la composición total, mientras que sólo contiene hasta un 3,5 % de ácido linoleico (AGP). Este aceite, contiene un 33 % de esteroles, entre los cuales el β-sitosterol es el más abundante (70 %) seguido del estigmasterol (11 %) y el campesterol (9 %), entre otros.

Por otro lado, la grasa extraída de la pulpa del fruto, el **aceite de palma**, presenta una composición mucho más equilibrada de AG, siendo casi la mitad de ellos AG y la otra mitad insaturados. Los AG palmítico (saturado, 32-47 %) y oleico (monoinsaturado, 40-52 %) son los más abundantes, seguidos del linoleico (5-11 %), esteárico (2-8 %) y mirístico (0,5-5,9 %). En cuanto a sus compuestos minoritarios, el aceite de palma es rico en compuestos carotenoides como el α y β-caroteno (precursores de la vitamina A y que le proporcionan su característico color anaranjado), en tocoferoles (vitamina E) siendo especialmente rico en γ-tocoferol, y otros compuestos como esteroles, entre los que destaca el β-sitosterol.

Además, cabe indicar que a partir de estos dos aceites se pueden producir otros derivados (denominados «fracciones») para diferentes usos alimentarios. La fracción líquida del aceite de palma se denomina oleína de palma y la fracción sólida, estearina de palma. Asimismo, del fraccionamiento de la oleína de palma es posible obtener las denominadas superoleinas, que tienen un mayor grado de insaturación. Del aceite de palmiste también es posible obtener oleína y estearina.

Los aceites y grasas derivados de la planta de la palma de aceite son los más utilizados a nivel mundial. En general suelen emplearse en la industria alimentaria para la elaboración de margarinas, *shortenings* y como aceites de fritura, siendo especialmente útiles como ingrediente en la elaboración de alimentos ricos en grasas como galletas, helados o cremas de relleno.

Durante los últimos años, el uso y consumo de estos aceites y grasas derivados de la planta de la palma ha causado gran controversia, principalmente debido a su elevado contenido en ácido palmítico. Dado que este ácido graso es saturado, muchos de los argumentos esgrimidos en contra están basados en que el consumo de AGS incrementa los niveles de colesterol total y LDL. En este punto, es importante conocer qué composición tiene el aceite o fracción derivados de la planta de palma que se está consumiendo. Por ejemplo, el consumo de aceite de palma y su fracción líquida (oleína de palma), no están relacionados con un aumento en los niveles de colesterol [61]. De hecho, se ha propuesto que el aceite de palma procedente del mesocarpio (pulpa del fruto) es más saludable que el procedente de la almendra del fruto (aceite de palmiste). Otra razón que ha motivado esta reciente controversia sobre su uso en la industria alimentaria ha sido el daño medioambiental (deforestación, pérdida de biodiversidad animal y vegetal, etc.) que causa el cultivo desmedido y no sostenible de estas plantas de palma de aceite, principalmente en el sudeste asiático. Cabe indicar que Malasia e Indonesia son los principales productores de estos aceites a nivel mundial.

Estos aceites derivados de la palma suelen ser sometidos a un proceso de refinado antes de su comercialización, lo cual provoca que sus componentes minoritarios bioactivos se pierdan en gran medida [62].

Aceite de coco

El aceite de coco, a veces denominado manteca de coco, se obtiene de la nuez del cocotero (*Cocos nucifera* L.). En la última década, su producción y consumo se ha incrementado significativamente, siendo los principales productores a nivel mundial Filipinas e Indonesia [63]. Para la obtención de este aceite, existen distintos métodos [64,65], si bien los más habituales consisten en:

- La extracción por centrifugación de la fracción grasa contenida en una mezcla triturada de carne de coco fresca (pulpa blanca) y agua, la cual puede ser o no calentada. Generalmente, mediante este método de extracción se obtiene el **aceite de coco virgen,** el cual no es sometido a ningún tipo de refinado químico posterior.
- La extracción mediante disolventes de la fracción grasa contenida en la copra, que es la carne de coco previamente desecada. Esta fracción frecuentemente denominada aceite de coco «crudo» debe someterse a un proceso químico de refinado de 4 etapas (desgomado, neutralización, blanqueado y desodorización) para eliminar restos de metales, pigmentos, ceras y compuestos aromáticos no deseables que estén presentes. De esta forma, el producto obtenido es el **aceite de coco refinado.**

En relación a la composición en componentes mayoritarios, ambos aceites se caracterizan por ser lípidos muy saturados, con un porcentaje particularmente alto en AGS de cadena media, los cuales suponen aproximadamente un 70 % del total de AG [64]. Como se puede ver en la **Tabla 7**, el AGS mayoritario es el ácido láurico (45,1-53,2 %), seguido del ácido mirístico (16,8-21,0 %), y en menores proporciones el ácido palmítico (7,5-10,2 %), ácido caprílico (4,6-10,0 %) y el ácido cáprico (5,0-8,0 %). Es por este elevado contenido en ácido laúrico, que al aceite de coco y al de almendra de palma se les conoce comúnmente como «grasas laúricas». Hay que señalar que en el aceite de coco la presencia de AGI es muy pequeña, siendo el principal AGI presente el ácido oleico (5,0-10,0 %), seguido de pequeñas proporciones del ácido graso esencial linoleico (1,0-2,5 %). A pesar de ser excepcionalmente rico en AGS (siendo su contenido mayor del 80 %), el perfil lipídico del aceite de coco es distinto al de las grasas animales, dado que, como se tratará en apartados posteriores de esta guía, estas últimas son ricas en AGS de cadena larga, principalmente ácido palmítico (C16:0) y esteárico (C18:0), cuyo metabolismo difiere del de los AG de cadena media: el AGS ácido laúrico se absorbe rápidamente y se transporta directamente al hígado, donde se oxida para la producción de energía en vez de ser utilizado como substrato para la acumulación de grasa [66].

Los principales componentes minoritarios del aceite de coco son los esteroles, que se encuentran en concentraciones que varían entre 400-1200 mg/kg [50], de los cuales el mayoritario es β-sitoesterol [64], al cual han atribuido posibles efectos beneficiosos en la salud [66]. Sin embargo, hay que señalar que la concentración de esteroles totales es muy inferior a la de otros aceites tales como aceite de colza (4.400-11.300 mg/kg), aceite de girasol (2.400-5.000 mg/kg), aceite de soja (1.800-4.500 mg/kg) y AOVE y aceite de oliva (1.000-3.000 mg/kg) [50, 67]. Esto mismo ocurre con los tocoferoles (vitamina E): aunque están presentes en el aceite de coco (50 mg/kg como máximo), su contenido es muy inferior en comparación con aceites de semillas habitualmente consumidos como el aceite de girasol (440-1.520 mg/kg) o de colza (430-2.680 mg/kg). No obstante, cabe destacar que, tras la aplicación del proceso de refinado, la concentración de todos estos compuestos minoritarios de interés disminuye notablemente, por lo que de estar presentes, las mayores concentraciones se encontrarán en el aceite de coco virgen [64].

Si bien el consumo de este tipo de aceite se ha generalizado y recomendado en los últimos años, cabe resaltar que en un estudio recientemente publicado por el Consejo Superior de Investigaciones Científicas (CSIC) sobre la calidad nutricional de 32 tipos de aceites y grasas comestibles, el aceite de coco obtuvo la peor calificación con 0 puntos, mientras que el AOVE obtuvo la máxima puntuación (100 puntos) [68].

Manteca de cacao

La manteca de cacao se obtiene a partir de las semillas de una planta tropical originaria de América del Sur (*Theobroma cacao*), de las cuales también se obtiene el cacao en polvo. La manteca de cacao es un ingrediente crítico en la elaboración del chocolate y constituye aproximadamente una tercera parte de su peso final. Su importancia se debe a que la manteca de cacao es responsable de las características sensoriales y físicas tan apreciadas del chocolate, como dureza, rápida y completa fusión en la boca, palatabilidad, brillo y comportamiento durante el almacenamiento.

Estas propiedades que otorga la manteca de cacao al chocolate y a otros productos de confitería se deben a la composición tan característica de esta grasa vegetal. La manteca de cacao es especialmente rica en tres AG: los AGS esteárico (33,7-40,2 %) y palmítico (24,5-33,7 %), y el AGI oleico (26,3-33,0 %); sin embargo, apenas contiene AGP como linoleico (**Tabla 7**). En relación a la distribución de los AG en el TG, cabe señalar que la manteca de cacao presenta la característica de que en la mayoría de sus TG el ácido oleico está ubicado en la posición 2 del glicerol, mientras que los AGS esteárico y palmítico se colocan en las posiciones 1 y 3. Esta composición y disposición tan característica le aporta a la manteca de cacao unas características únicas de cristalización y fusión en boca, de tal forma que a temperatura ambiente es semisólida y cuando se introduce en la boca se derrite. Además, entre los componentes minoritarios de la manteca de cacao destacan α, β y γ-tocoferoles (vitamina E), siendo el segundo el más abundante [51], esteroles como el sitosterol y estigmasterol, y flavonoides como la epicatequina o la proantocianidina.

Como se ha mencionado anteriormente en el apartado 1.3, la ingesta de AGS está relacionada con un mayor riesgo de sufrir eventos cardiovasculares. Sin embargo, el cacao no suele ser una de las fuentes alimentarias que más contribuya al aumento de los AGS en la dieta, siempre que se consuma de forma moderada. A pesar de que no existen estudios epidemiológicos que hayan estudiado la relación entre el consumo de chocolate y el riesgo de padecer enfermedades cardiovasculares, sí que se sabe que sus flavonoides tienen capacidad antioxidante y pueden reducir la agregación plaquetaria [69]. Sin embargo, se necesitan más estudios para comprobar hasta qué punto estos flavonoides están conservados en la manteca de cacao y si tienen un efecto real en la salud del consumidor.

Cabe mencionar que, en ocasiones, debido a razones económicas y/o tecnológicas, en los productos de confitería la manteca de cacao es reemplazada por otras grasas [51].

2.1.2. Aceites y grasas de origen animal

Aceite de hígado de bacalao

A pesar de que normalmente los aceites se relacionan con materias primas vegetales, lo cierto es que también existen aceites de origen animal (aunque no son muy numerosos). En este sentido, quizás el más conocido (y consumido) sea el aceite de hígado de bacalao (AHB), que se consume en Europa desde el siglo XIX [70]. Más allá de su origen, una de las principales diferencias del AHB (y de otros aceites de origen animal como el aceite de Krill) respecto a otros aceites de origen vegetal comúnmente presentes en nuestra dieta radica en su uso. Esto se debe a que, debido a su composición, el AHB se consume a modo de suplemento alimenticio y no para la preparación o aderezo de platos. Así, el AHB fue utilizado durante décadas como tratamiento para el raquitismo (enfermedad caracterizada por desmineralización de los huesos en niños y niñas que puede producir retraso en el crecimiento y malformaciones óseas), debido principalmente a su alto contenido en vitamina D (vitamina liposoluble que, entre otras funciones, regula la absorción de calcio y la regeneración ósea). En la **Tabla 9** se muestra la composición lipídica del AHB en comparación con la de otros alimentos de origen animal.

Tabla 9.
Contenido de grasa total, perfil de ácidos grasos y contenido de vitamina D de aceite de hígado de bacalao y otras fuentes alimentarias de dichos nutrientes [71].

	Contenido por 100 g de porción comestible				
	AHB	Salmón	Sardina	Hígado*	Huevo**
Grasa total (g)	99,9	12,0	7,5	4,0	31,5
AGS	21,1	2,16	2,64	1,50	9,40
AGM	44,6	5,43	1,80	0,64	12,3
AGP Total *DHA* *EPA*	30,5 9,9 11,3	3,10 0,96 0,52	2,28 0,68 0,25	0,84 0,07 0,01	4,1 - -
Vitamina D (μg)	210	8	8	1,2	4,5

AGM: ácidos grasos monoinsaturados, AGP: ácidos grasos poliinsaturados, AGS: ácidos grasos saturados, AHB: aceite de hígado de bacalao, EPA: ácido eicosapentaenoico, DHA: ácido docosahexaenoico, UI: unidades internacionales. *de vaca, **yema de huevo de gallina.

Más recientemente el consumo de AHB y suplementos alimenticios preparados a base de aceites de pescado se ha relacionado con un menor riesgo de padecer síndrome metabólico disminuyendo, por tanto, el riesgo de sufrir enfermedades asociadas al mismo, como la diabetes tipo 2, enfermedades cardiovasculares y numerosos tipos de cáncer [72]. Estos efectos se han relacionado con los AG presentes en el aceite de pescado, que son en gran medida AGP de la serie ω3. De hecho, el AHB se caracteriza por tener un contenido elevado de EPA y DHA, ambos AGP ω3 que se han relacionado con la prevención de numerosas alteraciones metabólicas [70] (**Tabla 9**). Así, estos AG han demostrado la capacidad de unirse a ciertos factores de transcripción genómica, regulando el metabolismo del tejido adiposo y la producción de citoquinas inflamatorias. Tienen además la capacidad de disminuir los TG sanguíneos y de aumentar la sensibilidad a la insulina [73].

No obstante, hay que tener en cuenta que el AHB y otros aceites de pescado siguen siendo aceites, por lo que a pesar de ser fuente de nutrientes de gran interés, son alimentos de una densidad calórica muy elevada, es decir, aportan una gran cantidad de calorías incluso cuando las cantidades ingeridas son pequeñas. Por ello, su ingesta siempre tendrá que hacerse de forma controlada. Además, debido a su elevado grado de insaturación, estos aceites de pescado tienen una gran tendencia a sufrir reacciones de degradación (oxidación lipídica), por lo que no pueden ser usados en tratamientos culinarios en los que se empleen altas temperaturas, y además para que su calidad y seguridad no se vean comprometidas han de ser almacenados con especial precaución (en condiciones de oscuridad, baja temperatura y humedad, mínimo contacto con el oxígeno ambiental…) [74].

Finalmente, diferentes estudios han sugerido que la ingesta de nutrientes como los AG EPA y DHA son más efectivos cuando se ingieren a través de los alimentos que en forma de suplementos [75]. Por ello, la recomendación general será la de incluir en nuestra dieta alimentos que nos aportan estos nutrientes en lugar de utilizar suplementos como pueden ser el AHB y otros aceites de pescado.

Mantequilla

El término mantequilla hace referencia a los productos de grasa pura de leche que tienen un contenido graso igual o superior al 80 % del producto, y se obtienen mediante el batido de la nata y su posterior amasado [76,77]. La mantequilla es una emulsión de grasa láctea, del tipo agua en aceite, siendo el contenido máximo de agua del 16 %. En este sentido, la mantequilla tiene un perfil de AG principalmente saturado, así como un contenido en colesterol y vitamina D significativo (**Tabla 10**).

Debido al perfil lipídico principalmente saturado de la grasa láctea, y dada la relación existente el consumo de AGS y las enfermedades cardiovasculares, durante años el consumo de mantequilla no se ha recomendado. No obstante, sólo una parte de los AGS presentes en la grasa láctea parecen estar relacionados con el riesgo de enfermedades cardiovasculares (los que tienen cadenas de 12, 14 y 16 átomos de carbono), siempre y cuando se consumen en exceso [78], y el resto son AGS de cadena corta (como el ácido butírico y el caproico) y media (como el ácido caprílico y cáprico), los cuales no afectan a los niveles de colesterol sanguí-

Tabla 10.
Composición lipídica general de la mantequilla [71].

Contenido por 100 g de porción comestible	
Grasa total (g)	82,0
AGS	55,1
AGM	21,6
AGP	3,3
Colesterol (mg)	178
Vitamina D (μg)	0,76

AGM: ácidos grasos monoinsaturados, AGP: ácidos grasos poliinsaturados, AGS: ácidos grasos saturados.

neo. Además, tras la hidrólisis de los TG, los AGS de cadena corta y media no vuelven a re-esterificarse en los enterocitos y son rápidamente oxidados en el hígado como fuente de energía [79]. Por otro lado, los resultados publicados hasta la fecha sugieren que el consumo de leche entera (y lácteos derivados) no afecta a los niveles de TG sanguíneos, y en algunos casos se ha llegado incluso a describir una disminución de dicha variable [80]. Cabe destacar que existen diversos factores, como la composición de AG de las dietas del ganado, que pueden influenciar la proporción de AG presentes en la grasa láctea.

En relación al consumo y uso de la mantequilla, cabe mencionar que en los países mediterráneos su consumo más habitual es de forma directa (en tostadas, etc) o como ingrediente en la elaboración de productos de repostería, mientras que en algunos países del norte de Europa la mantequilla se emplea como grasa de fritura, para la transferencia de calor al alimento.

Manteca de cerdo

Junto con la mantequilla, la manteca de cerdo es la grasa de origen animal más utilizada. Debido a su característica textura

Tabla 11.
Composición general de ácidos grasos y colesterol
de la manteca de cerdo [71].

Contenido por 100 g de porción comestible	
Grasa total (g)	99,0
AGS	40,6
AGM	43,0
AGP	9,8
Colesterol (mg)	93

AGM: ácidos grasos monoinsaturados, AGP: ácidos grasos poliinsaturados, AGS: ácidos grasos saturados.

untuosa y su sabor, suele emplearse como ingrediente en la elaboración de productos de repostería tradicional, como mantecados, polvorones, ensaimada, etc. Así mismo, en algunas culturas se emplea en la fritura de alimentos, como medio de transferencia de calor. Este producto se obtiene por fusión de trozos del tejido adiposo del cerdo (de la cavidad abdominal y otras partes), y se utiliza como ingrediente en diversos productos alimenticios (principalmente productos de repostería) [81]. En relación al perfil lipídico de la manteca de cerdo, cabe destacar que se caracteriza por tener un elevado contenido tanto de AGS como de AGM (**Tabla 11**).

Entre los AG más abundantes presentes en la manteca de cerdo destacan el ácido oleico (monoinsaturado), palmítico (saturado) y esteárico (saturado). Debido a este elevado contenido en ácido oleico, coloquialmente al cerdo se le ha denominado como «*olivo con patas*». Por otro lado, y al igual que ocurre con la grasa láctea, en la composición lipídica de la manteca de cerdo influyen de forma significativa diferentes factores como la raza del animal, su alimentación y otras condiciones de cría [81].

Sebo de vaca

El sebo de vaca es el producto que se obtiene de la fusión de las grasas que revisten la cavidad abdominal y diferentes órganos (corazón y riñones) del ganado vacuno. En comparación con la manteca de cerdo, el sebo de vacuno tiene una consistencia más dura a temperatura ambiente, así como un color más amarillento debido a los carotenoides presentes en la dieta del animal. En cuanto al perfil lipídico del sebo de vaca, cabe destacar que su contenido en AGS es muy superior al de la manteca de cerdo (siendo el 70-80 % ácido palmítico y esteárico), lo que explica su mayor dureza a temperatura ambiente. Esto hace que su uso sea más limitado, habiendo sido sustituido por otros aceites y grasas vegetales [81].

2.1.3. Grasas hidrogenadas, transformadas y lípidos estructurados

Margarina

La primera margarina surgió a finales del siglo XIX, como alternativa económica a la mantequilla, pero con similar textura y apariencia. Sin embargo, su consumo se popularizó a finales del siglo XX, cuando debido al auge de las enfermedades cardiovasculares, los consumidores empezaron a mostrar interés por este producto, al ser una grasa untable de textura similar a la mantequilla, pero carente de colesterol. La margarina es una grasa modificada semisólida que se describe en el CAE como una emulsión líquida o plástica (tipo agua en aceite) principalmente de aceites o grasas comestibles que no proceden de la leche, o que sólo proceden de ella parcialmente [6]. Más específicamente, si la margarina se obtiene a partir de grasas insaturadas de origen vegetal se denomina margarina 100 % **vegetal**; mientras que, si contiene una mezcla de grasas de origen animal y vegetal, se denomina margarina **mixta**.

La margarina 100 % **vegetal** se elabora con aceites vegetales ricos en ácido linoleico (C18:2), como aceite de girasol, soja o maíz, que son líquidos a temperatura ambiente. Estos aceites han de ser sometidos a un proceso de hidrogenación, en el cual gran parte de los dobles enlaces del ácido linoleico son saturados con hidrógeno. Como consecuencia de ello, la gran mayoría de los dobles enlaces se convierten en enlaces simples, lo que implica que el aceite líquido se transforme en una grasa sólida a temperatura ambiente, que se denomina grasa hidrogenada. Por lo tanto, la margarina es una grasa hidrogenada, y aun siendo de origen vegetal, debido al aumento de AGS, presenta una mayor estabilidad oxidativa que los aceites vegetales de partida.

Sin embargo, hay que señalar que durante el proceso de hidrogenación una pequeña parte de los dobles enlaces de los AGI no se hidrogenan, pero sí cambian de configuración, pasando de *cis* a *trans* (AGT). Como se ha descrito anteriormente en el apartado 1.3. («Implicaciones nutricionales del consumo de aceites y grasas en la salud»), el consumo de AGT está relacionado con alteraciones en el metabolismo lipídico como, por ejemplo, la disminución del colesterol HDL, el aumento de TG y de colesterol LDL y VLDL, y la disfunción endotelial, entre otras [82]. Así, en el Reglamento de la Unión Europea (2019/649) se estipula que los operadores alimentarios deben facilitar información sobre la cantidad de grasas *trans*, siempre que no sean las presentes de forma natural, cuando dicha cantidad sea superior a 2 gramos por cada 100 gramos de grasa [83]. Dado que tras la aplicación de esta normativa no es necesario incluir el contenido en AGT en la tabla de información nutricional si su valor es inferior a 2 g/100 g de producto, a la hora de saber si un alimento contiene AGT, hay que fijarse en la lista de ingredientes. Así, de mencionarse términos como «grasas hidrogenadas» o «grasas parcialmente hidrogenadas» en dicha lista, esto implicaría la presencia de AGT en ese producto (en concentraciones inferiores a 2 g AGT/ 100 g producto).

Según el porcentaje de contenido graso, las margarinas pueden clasificarse en cuatro categorías:

– Margarina (80 % de materia grasa)
– Margarina tres cuartos (entre un 60 y un 62 % de materia grasa)
– Materia grasa para untar (entre un 42 y un 55 % de materia grasa)
– Margarinas o materia grasa para untar enriquecidas en vitaminas (A, D, E y B2), minerales (calcio), fibra y fitoesteroles.

El ingrediente principal de la margarina es, por tanto, la materia grasa (**Tabla 12**). Dicha materia grasa puede provenir de distintos aceites vegetales, como son el de maíz, girasol, soja u oliva, o de otras grasas. El segundo ingrediente mayoritario es el agua. Así, se forma una emulsión de tipo agua en aceite y que además suele contener aditivos, sal y otros conservadores en la fase acuosa; mientras que la fase grasa suele poseer colorantes, aromas, emulgentes, vitaminas (A, D y E); además, las margarinas mixtas contienen una pequeña proporción de grasa de leche de vaca. Los emulgentes permiten que el agua y el aceite (que no se mezclan, es decir, son inmiscibles) permanezcan unidos, así como que el producto final presente menos grasa y menos calorías (por la presencia de agua). Los emulgentes más comunes son mono- y diglicéridos de AG (E 471) y la lecitina (E 322).

Tabla 12.
Valor calórico por 100 gramos y contenido en ácidos grasos saturados, monoinsaturados, poliinsaturados y trans en los distintos tipos de margarina según su porcentaje de materia grasa.

	Contenido por 100 g de porción comestible					
Tipo de margarina	Energía (kcal)	Grasa total (g)	AGS (g)	AGM (g)	AGP (g)	AG *trans* (g)
Margarina	717	80	25-30	50-55	20	0,8
Margarina tres cuartos	550	60	30	25-30	40-45	8-15
Materia grasa para untar	371	40	30-35	30	35	< 5

AGM: ácidos grasos monoinsaturados, AGP: ácidos grasos poliinsaturados, AGS: ácidos grasos saturados.

A nivel nutricional, la margarina se considera fuente de vitaminas y esteroles, bien porque han sido añadidos durante el proceso de elaboración, o bien porque estaban inicialmente presentes en los aceites de partida.

Shortenings

Se conoce como **shortening** a las grasas plásticas comestibles anhidras utilizadas, mayoritariamente en repostería para ablandar («*shorten*») las masas horneadas y aportarles brillo exterior, así como para aumentar la cremosidad de rellenos de repostería [84]. A diferencia de la margarina, estas grasas modificadas no son emulsiones, porque no contienen agua, es decir, son 100 % materia grasa. Están compuestas por mezclas de grasas hidrogenadas y no hidrogenadas, principalmente de origen vegetal (aceite de soja, maíz, girasol, palma, etc), aunque también podrían ser de origen animal (sebo de vaca, manteca de cerdo), con diferentes puntos de fusión, que se encuentran en proporciones variables en función de las características plásticas requeridas para cada aplicación (masa horneada, crema para relleno en repostería, fritura...). Además, estas mezclas suelen contener otros ingredientes como agentes emulgentes (mono- y diglicéridos), aditivos antioxidantes, agentes quelantes (para secuestrar metales) y agentes antiespumantes [84].

Lípidos estructurados: Triglicéridos de cadena media

Los triglicéridos de cadena media (TCM) se definen como TG cuyos AG esterificados son saturados y tienen una longitud de cadena de entre 6 y 12 átomos de carbono [85]. Estos TCM son digeridos, absorbidos y metabolizados de forma distinta a los AG de cadena larga, debido a que por su mayor solubilidad los AG de cadena media pueden absorberse incluso en ausencia de sales biliares, las cuales sí son necesarias para la solubilización y digestión de los AG de cadena larga. Así mismo, debido a su menor longitud de cadena, no requieren la formación de QM para su absorción y transporte, lo cual permite que su utilización sea más rápida. Por ello, se ha investigado el potencial uso de estos TCM en determinadas patologías en las que se producen dificultades y déficits de digestión y absorción de grasas.

Se ha propuesto también que los TCM son cardioprotectores, ya que su utilización metabólica implica una menor afectación al perfil lipídico del plasma. Esto se debe a que, tras la digestión en la luz intestinal, no se ensamblan en TG en el interior de los enterocitos para ser exportados a sangre como VLDL, sino que se transportan al hígado en forma soluble unida a la albúmina sérica a través de la vena porta, donde son rápidamente oxidados [86].

El concepto de oxidación rápida de los TCM, hecho que mejora las señales de saciedad periférica y, en consecuencia, puede promover el control del peso corporal, ha sido investigado en varios estudios, pero con escasas evidencias en estudios con humanos [87].

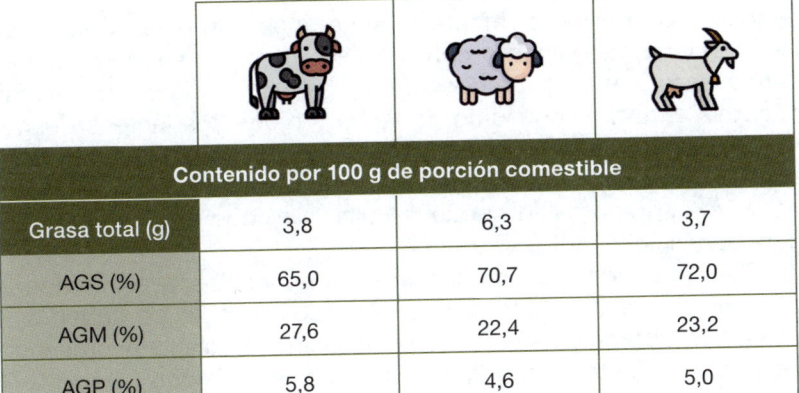

Contenido por 100 g de porción comestible			
Grasa total (g)	3,8	6,3	3,7
AGS (%)	65,0	70,7	72,0
AGM (%)	27,6	22,4	23,2
AGP (%)	5,8	4,6	5,0

AGM: ácidos grasos monoinsaturados, AGP: ácidos grasos poliinsaturados, AGS: ácidos grasos saturados.

Figura 11.
*Contenido total de grasa y composición media de los ácidos grasos
mayoritarios en leches de vaca, oveja y cabra
(% del total de ácidos grasos) [30,71].*

2.2. Grasas presentes en alimentos frecuentemente consumidos

2.2.1. Alimentos procedentes de animales terrestres

Leche y productos derivados

La leche y sus productos derivados (como yogures y quesos) son alimentos habituales en la dieta, y que además de grasas, también proporcionan proteínas de alta calidad y otros nutrientes. A pesar de que el consumo de este tipo de alimentos está en ocasiones sujeto a modas y tendencias, los datos indican que la leche es consumida por más de 6.000 millones de personas en todo el mundo. En el caso de España, en el año 2021 el consumo de leche se cifró en 3,5 millones de toneladas [37]. En este sentido, dado que la grasa de la leche se caracteriza por ser mayoritariamente saturada (**Figura 11**), el consumo de leche entera y productos lácteos grasos (tales como el queso o la mantequilla) se ha relacionado equivocadamente durante años con niveles elevados de colesterol sanguíneo y con un mayor riesgo de enfermedades cardiovasculares [88]. De hecho, esto ha provocado en las últimas décadas un mayor consumo de leche y productos lácteos desnatados. No obstante, la evidencia científica disponible actualmente sugiere que el consumo de leche entera no sólo no tiene un efecto negativo sobre la salud cardiovascular, sino que incluso se considera beneficioso [80].

Cabe destacar que dichos efectos beneficiosos asociados al consumo de leche entera y sus derivados no solo se deben a la cantidad y tipo de grasa que contienen, sino también a la presencia de otros nutrientes tanto lipídicos como no lipídicos (vitamina D, minerales como el calcio y el potasio, o péptidos bioactivos, entre otros) con efectos positivos en la salud ampliamente descritos [80]. Así, estos nutrientes favorecerían la excreción de grasas (formación de jabones en el intestino debido a la presencia de calcio y AG libres) por vía fecal y tendrían un efecto antiinflamatorio (AGS de cadena corta y péptidos bioactivos) [89]. En este sentido, diferentes estudios han demostrado que un consumo diario de hasta 200 gramos de leche y lácteos (tanto enteros como desnatados) no guarda relación con el riesgo de sufrir enfermedades cardiovasculares [90]. Sin embargo, un consumo diario de más de 200 gramos de leche y/o lácteos enteros sí parece estar relacionado con un mayor riesgo de sufrir enfermedad cardiaca coronaria [91]. En cuanto al tipo de alimento, se ha visto que el consumo de leche tiene un efecto neutro sobre el riesgo de sufrir enfermedades cardiovasculares, mientras que los lácteos fermentados (yogures y queso) tendrían un efecto protector [90].

Tal y como se ha mencionado anteriormente, la grasa láctea está principalmente compuesta por AGS (**Figura 12**), siendo destacable su contenido en vitamina D.

Cabe destacar que la composición de la grasa láctea depende de distintos factores, entre los que destacan el tipo de alimentación del animal (pienso o hierba fresca, silo de hierba...), el tipo de explotación (estabulación o pastoreo), etc. En este sentido, la alimentación con hierba y el pastoreo provocan que la leche contenga concentraciones más altas de AGI en comparación con la grasa de la leche de ganado alimentado con pienso. Esto se debe

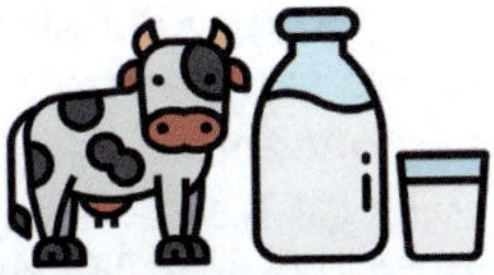

Contenido por 100 g de porción comestible	
Grasa total (g)	3,5
AGS (g)	2,3
AGM (g)	1,1
AGP (g)	0,1
Colesterol (mg)	14,0
Vitamina D (μg)	0,03

AGM: ácidos grasos monoinsaturados, AGP: ácidos grasos poliinsaturados, AGS: ácidos grasos saturados.

Figura 12.
Composición general de ácidos grasos, colesterol y vitamina D de la grasa de leche de vaca entera [71].

a que la hierba posee un elevado contenido, entre otros, de AGP de la serie ω3, que se hidrogenan parcialmente durante la digestión del rumiante y posteriormente se incorporan a la leche. Por otra parte, se ha visto que la alimentación con pasto modifica la concentración de ciertos AG de la leche, aumentando principalmente la de ácido esteárico (C18:0), ácido oleico (C18:1), ácido linolénico (C18:3 ω3) y ácido linoleico conjugado (CLA), y disminuyendo la de otros AGS como el ácido palmítico (C16:0). El aumento de la proporción de hierba en la dieta de las vacas de 33 % al 100 %, provoca un aumento lineal del contenido de C18:3 ω3 de 0,4 a 0,7 g/100 g AG, y la concentración de CLA (*cis*-9,*trans*-11) desde 0,5 a 1,6 g/100 g de AG. Asimismo, la suplementación de la dieta de los animales es otra de las estrategias que se utiliza para modificar (hasta cierto punto) el contenido de AG de la grasa de la leche. Por ejemplo, suplementar el pienso de los animales con semillas oleaginosas (como pueden ser las semillas de colza, soja o girasol) produce un descenso de las concentraciones de AGS y un aumento en la concentración de AGP de las series $\omega6$ y $\omega3$ en la leche. En cambio, si se suplementa la dieta de los animales con aceites de pescado o algas se produce una fuerte disminución de las cantidades de ácido esteárico y ácido oleico en la leche y un incremento en las concentraciones de DHA y EPA [75]. En este punto cabe indicar que la mayor tendencia de los AGI (especialmente los poliinsaturados como el DHA y EPA) a oxidarse rápidamente, puede influir de manera negativa en la vida útil de esta leche y sus productos derivados, ya que se pueden generar compuestos volátiles de oxidación que provocan aromas desagradables y rechazo por parte del consumidor.

Por otro lado, cabe destacar que también existen grandes variaciones estacionales en la composición de AG de la leche. Esto se debe a que la alimentación durante el verano se basa principalmente en pastos o forrajes verdes, mientras que la alimentación en invierno es principalmente forraje y heno conservados. Esta variación en el tipo de alimentación de los animales se refleja en el hecho de que las proporciones de ácido linoleico (C18:2 $\omega6$), ácido vaccénico, CLA (*cis*-9, *trans*-11) y ácido oleico (C18:1) tienden a ser más altas en la grasa láctea durante el período de pastoreo de verano, mientras que se ve reducido durante el período de invierno [92].

Otra de las características de la grasa láctea es su contenido en AG de cadena corta y media (aquellos con cadenas de 4 a 10 átomos de carbono). Entre ellos, el más abundante (junto con el ácido acético y el propiónico) es el ácido butírico (C4:0), el cual también se obtiene de la fermentación intestinal de la fibra alimentaria [79]. En este sentido, numerosos estudios han demostrado efectos beneficiosos del ácido butírico en diferentes alteraciones metabólicas como son la obesidad, dislipemias o resistencia a la insulina, principalmente porque ejerce un efecto antiinflamatorio [93]. Además, se sabe que el cuerpo humano utiliza este tipo de AG como fuente de «energía rápida», por lo que no tienen tendencia a acumularse [79].

Además, la leche de rumiantes se caracteriza por contener AG con un número de carbonos impares (en concentraciones superiores al 5% del total de la grasa láctea) como, por ejemplo los AG lineales pentadecílico (C15:0) y margárico (C17:0) o ramificados. Estos últimos y, en concreto, uno de sus subtipos (anteiso), presentan puntos de fusión más bajos que los AG lineales, por lo que contribuyen a la fluidez de la grasa láctea [94]. La presencia de todos estos AG de cadena impar (tanto lineal como ramificada) resulta interesante ya que se han encontrado evidencias que relacionan su consumo con una menor incidencia de patologías como diabetes, enfermedad de Alzheimer, ciertos tipos de cáncer, enfermedades cardiovasculares y aterosclerosis [95].

Finalmente, cabe señalar que en la leche de rumiantes también se encuentran AG *trans*, en este caso formados de forma natural en el rumen del animal. En este sentido, y a pesar de que los AGT presentes en la grasa láctea guardan ciertas similitudes con los que se pueden encontrar en aceites vegetales parcialmente hidrogenados, sus efectos sobre la salud parecen ser diferentes [30]. Esto se debe a que en la grasa láctea el ácido vaccénico representa una proporción significativa del total de los AGT (alrededor del 50-60 % del total), el cual es precursor del CLA. De hecho, diferentes estudios indican que la ingesta de AGT presentes en la grasa láctea no se asocia con un mayor riesgo de sufrir enfermedades cardiovasculares [96,97] e incluso parecen tener efectos beneficiosos sobre la salud [30].

El consumo de productos elaborados con leche representa otra fuente dietética de grasa láctea. En este sentido, los productos derivados de la leche que más se consumen en España son el queso y las leches fermentadas (como el yogur o el kéfir) [37]. En el caso de este tipo de productos fermentados, el contenido en grasa puede ser variable (según el tipo de leche utilizado para su elaboración). Este es un aspecto a tener en cuenta ya que permite al consumidor seleccionar aquel producto que mejor se adapte a sus necesidades. Así, una persona que quiera controlar la ingesta de grasas y de calorías puede optar por consumir yogures elaborados con leche desnatada, cuyo contenido en grasa es menor o igual a 0,5 g/100 g de yogur [98]. No obstante, cabe señalar que al igual que ocurre con la leche, la grasa láctea de los yogures también contiene otros nutrientes, como es la vitamina D, que juega un papel importante en la absorción del calcio de la leche, y además la presencia de grasa en el yogur aumenta la sensación de saciedad. En cuanto a los yogures de tipo griego, su contenido en grasa suele ser más elevado, pudiendo llegar a ser de 10 g/100 g de yogur [71]. En relación al kéfir, su contenido en grasa suele ser similar al de un yogur no desnatado (alrededor de 3 g/100 g) [71].

Tal y como indican estos datos, el aporte de grasa láctea derivado del consumo de productos lácteos fermentados es variable dependiendo del tipo de producto que se vaya a consumir. En todos los casos, la composición de AG de estos alimentos será idéntica a la de la leche. No obstante, cabe destacar que en los lácteos fermentados se encuentran además bacterias probióticas, cuyos efectos beneficiosos sobre diferentes alteraciones metabólicas (como la obesidad y las dislipemias, entre otros) han sido ampliamente estudiados [99,100]. Por ello, incluir en la dieta este tipo de alimentos es siempre una opción recomendable.

En cuanto a los quesos, su contenido en grasa es mayor que el de la leche, siendo su composición de AG idéntica. Esto se debe a que, en su elaboración, gran parte del agua de la leche se desecha, en forma de suero. Además, el proceso de maduración del queso también influirá en el contenido de agua del producto final, así como en su contenido en grasa (de tal forma que cuanto mayor es la curación de un queso, mayor será su contenido en grasa). Aunque el consumo de queso (y otros lácteos no desnatados) no se ha relacionado con un mayor riesgo de sufrir enfermedades cardiovasculares [101], un consumo excesivo podría contribuir al desarrollo de obesidad, dado su elevado contenido graso. En este sentido, optar por quesos con un contenido graso más bajo (como son los quesos frescos) (**Tabla 13**) es una opción a tener en cuenta a la hora de consumir este tipo de alimentos (que son fuente de vitaminas y minerales) sin que la ingesta de grasas y calorías se vea aumentada en exceso. En este contexto cabe mencionar la conocida como «*Paradoja francesa*», que es una llamativa evidencia nutricional que ocurre en la población francesa, que a pesar de seguir una dieta rica en grasas saturadas, presenta una incidencia relativamente baja de enfermedades cardio- y cerebrovasculares. Una de las hipótesis propuestas para explicar este fenómeno es el elevado consumo de queso en Francia, pero existe controversia al respecto [102].

Tabla 13.
Contenido de grasa total y perfil de ácidos grasos de quesos curados, tiernos y queso fresco [71].

	Contenido por 100 g de porción comestible		
	Queso curado	Queso tierno	Queso fresco (tipo Burgos)
Grasa total (g)	34,0	25,4	15,4
AGS	21,3	13,7	9,5
AGM	9,9	7,3	4,3
AGP	1,0	0,7	0,7
Colesterol (mg)	74,4	70	14,5

AGM: ácidos grasos monoinsaturados, AGP: ácidos grasos poliinsaturados, AGS: ácidos grasos saturados.

Huevos

Los huevos son una excelente fuente de proteína animal, y constituyen un importante producto de consumo a nivel mundial debido a su bajo coste. En la alimentación humana se pueden incluir huevos de diversas especies animales, sin embargo, preferentemente se consume el huevo de gallina, hembra de la especie *Gallus gallus* o *Gallus domesticus*. Otro tipo, aunque con un consumo muy inferior, es el huevo de codorniz (*Coturnix coturnix*).

Los huevos de gallina están formados por tres constituyentes básicos: la cáscara (8-11 % del peso del huevo); la clara (56-61 % del peso), que es la porción líquida blanquecina (disolución acuosa de proteínas principalmente albúminas, muy viscosa); y la yema (que representa un 27-32 % del peso, que es una emulsión de grasa en agua, con componentes proteicos y lipídicos, y que contiene prácticamente casi toda la grasa del huevo) [103]. Debido a esta distribución diferenciada de la fracción grasa del huevo, aquellas personas que deseen ingerir una menor cantidad de calorías pueden desechar la yema y consumir únicamente la clara, que es rica en proteínas. Cabe mencionar que el perfil de AG de la grasa del huevo dependerá en gran parte de la alimentación de las gallinas. La composición de la dieta del animal resulta crucial para la calidad nutricional del huevo, así como en otros aspectos como el rendimiento de la producción de las gallinas ponedoras [104]. Por otra parte, es importante indicar que, además de la dieta, la raza y la edad de la gallina ponedora también pueden influir en la composición lipídica de la yema del huevo. La composición del huevo se presenta en la **Tabla 14** [105].

La calidad de la grasa del huevo de gallina se considera de interés nutricional, ya que la suma de los ácidos grasos insaturados (AGM y AGP) es de un 5,7 % frente al de grasa saturada (3,1 %). Respecto al tipo de AG, los más abundantes son los AGM, siendo el mayoritario el ácido oleico (C18:1; 3,6 g/100 g de alimento), seguidos de los AGS, entre los que predominan el ácido palmítico (C16:0) y el esteárico (C18:0), con cantidades de 2,0 y 0,8 g/100 gramos respectivamente. En menores cantidades se encuentran los AGP, fundamentalmente linoleico (C18:2; 0,59 g/100 g) y alfa-linolénico (C18:3; 0,11 g/100 g). Estos datos indican que la grasa

Tabla 14.
Contenido de grasa total y perfil de ácidos grasos (unidades/100 gramos de porción comestible) de los huevos de gallina y codorniz [105,106].

Contenido por 100 g de porción comestible		
	Huevo de gallina	Huevo de codorniz
Energía (kcal)	150	155
Grasa total (g)	11,1	11,2
AGS	3,1	3,1
AGM	4,0	4,9
AGP	1,7	1,3
Colesterol (mg)	385	844

AGM: ácidos grasos monoinsaturados, AGP: ácidos grasos poliinsaturados, AGS: ácidos grasos saturados.

de los huevos de gallina es relativamente escasa en AGP ω3. No obstante, actualmente existen en el mercado huevos con un mayor contenido en estos últimos, debido a la composición lipídica de los piensos de las correspondientes gallinas [106].

El colesterol se localiza exclusivamente en la yema. En un huevo de gallina, el contenido medio de colesterol es de 385 mg/100 g de huevo entero, y en el caso del huevo de codorniz esta cantidad es más del doble (844 mg/100 g) (Tabla 14). Existe una gran controversia en lo que respecta al consumo de huevos debido a su contenido en colesterol y su incidencia en la prevalencia de enfermedades cardiovasculares [107]. Hay que hacer hincapié en que la comunidad científica ha señalado en reiteradas ocasiones que, para disminuir el riesgo cardiovascular, es más importante reducir el consumo de grasas de la dieta, especialmente de grasas saturadas, que el del propio colesterol. En este sentido, se ha señalado que alimentos como el huevo, objetivamente rico en colesterol, pero con un contenido relativamente bajo de grasa saturada, tienen un efecto muy limitado sobre los niveles sanguíneos de colesterol total y colesterol LDL, a excepción de individuos concretos con ciertos polimorfismos genéticos, que resultan ser «hiper-absorbedores» de colesterol [108]. De hecho, un reciente metanálisis de grandes estudios prospectivos de cohortes en Estados Unidos muestra que el consumo de 1 huevo por día en individuos sin patologías cardiovasculares, no está asociado con factores de riesgo generales para este tipo de enfermedades [109]. No obstante, debido a las importantes implicaciones para la salud pública, y con un carácter preventivo, se hace necesario cumplir las recomendaciones en cuanto a la ingesta de huevos (por su contenido en colesterol) en humanos sin patologías cardiovasculares. Así, la Agencia Española de Seguridad Alimentaria y Nutrición en su último informe de revisión y actualización de las recomendaciones dietéticas sugiere un consumo de entre 2-4 huevos por semana [110].

Carne de porcino

La carne de cerdo es el segundo tipo de carne más producido en el mundo, suponiendo aproximadamente 114,4 millones de toneladas anuales [111] y el segundo tipo de carne más consumido en España (10,9 kg/persona/año) [37]. Debido a este elevado consumo, es de especial interés prestar atención al contenido y composición de su grasa intramuscular. Además de a la calidad nutricional de la carne, tanto la cantidad como el perfil de esta grasa intramuscular condiciona la calidad sensorial de la misma, ya que un mayor contenido en grasa provoca que la carne sea más jugosa y palatable [112]. En este sentido, la calidad sensorial de la carne de cerdo puede estar influenciada por varios factores, tales como raza, edad (o peso), sexo, alimentación, tipo de músculo o tejido y, obviamente, el contenido de grasa, considerando tanto a la grasa subcutánea como a la grasa intramuscular. La raza del animal tiene mucha importancia en cuanto al contenido en grasa total de la carcasa. Cerdos de razas como Duroc, u otras autóctonas y rústicas como Alentejano e Ibérico, presentan mayores cantidades de grasa subcutánea y grasa intramuscular [112].

Debido a su elevado consumo en las sociedades occidentales, la carne de cerdo contribuye significativamente a la ingesta de grasa total de la dieta, por lo que desde el sector primario y la industria agroalimentaria se está intentando producir animales con un menor contenido en grasa subcutánea (visible), y una cantidad adecuada y más saludable de grasa intramuscular, por su incidencia en la aceptabilidad del producto final. En consecuencia, se ha propuesto un nivel mínimo de 2,5 % para el contenido de grasa intramuscular.

En la **Tabla 15**, se detalla la composición media de distintas piezas de carne de cerdo habitualmente consumidas. Como se puede observar, dependiendo de la parte del animal el contenido en grasa varía considerablemente. Así, las partes más magras son el solomillo y el lomo de cerdo, que contienen aproximadamente 5,1 y 8,9 g de grasa por 100 g de porción comestible. Por el contrario, las partes más grasas son la panceta de cerdo (46,6 g grasa/100 g) y la costilla (23,6 g/100 g). En relación al perfil de AG, contiene principalmente AGM, siendo el ácido oleico (C18:1) el predominantes tanto en la grasa intramuscular como en la grasa subcutánea. El contenido en AGS es similar pero algo inferior al de AGM y el aporte de AGP es muy inferior en comparación con el resto de AG. Por lo general, la relación media de AGP ω6:ω3 es cercana a 15, siendo los valores recomendados inferiores a 5 [106,113].

Tabla 15.
Contenido de grasa total y perfil de ácidos grasos de distintas piezas de carne de cerdo habitualmente consumidas [71].

	Contenido por 100 g de porción comestible				
	Solomillo de cerdo crudo	Lomo de cerdo crudo	Chuleta de cerdo cruda	Costilla de cerdo cruda	Panceta de cerdo cruda
Grasa total (g)	5,1	8,9	15	23,6	46,6
AGS	2,0	3,3	5,8	9,3	19,4
AGM	2,4	4,0	6,8	10,7	21,2
AGP	0,4	1,2	1,3	2,2	3,5
Colesterol (mg)	72	65	80	77	72

AGM: ácidos grasos monoinsaturados, AGP: ácidos grasos poliinsaturados, AGS: ácidos grasos saturados.

Carne de vacuno

La producción mundial de carne de vacuno durante el año 2021 fue de 72,4 millones de toneladas [111], situándose en el tercer lugar entre los tipos de carne de mayor producción mundial. Esta elevada producción, se corresponde con un alto consumo. En concreto en España, la carne de vacuno ocupa el tercer lugar entre las carnes consumidas (4,75 kg/persona/año en 2021) [37].

Tal y como se puede ver en la **Tabla 16**, dependiendo de la parte consumida, el contenido en grasa varía de forma importante. Así, si se elige una parte magra como es el solomillo, el porcentaje en grasa se sitúa cercano al 4,5 % en peso, mientras que si la parte seleccionada para el consumo es por ejemplo el lomo o las chuletas, el contenido en grasa puede llegar hasta el 21 % [114]. Sin embargo, gran parte de esta grasa se considera grasa visible, que puede ser fácilmente eliminada, evitándose así su consumo. Así, se ha de prestar especial atención a la cantidad y composición de la grasa intramuscular, tal y como se ha descrito para la carne de cerdo, ya que la grasa visible es fácilmente eliminable.

Tabla 16.
Contenido de grasa total y perfil de ácidos grasos de distintas piezas
de ternera crudas [114].

	Contenido por 100 g de porción comestible						
	Solomillo	Carne magra	Lomo	Chuletas	Callos	Lengua	Hígado
Grasa total (g)	4,5	5,4	21,6	20,5	3,95	5,4	4,4
AGS	2,0	2,0	9,3	7,6	2,0	2,4	1,6
AGM	1,9	2,3	9,5	8,6	1,3	2,5	0,9
AGP	0,2	0,2	0,9	0,7	0,1	0,3	0,7
Colesterol (mg)	67	59	69	65	95	108	300

AGM: ácidos grasos monoinsaturados, AGP: ácidos grasos poliinsaturados, AGS: ácidos grasos saturados.

Respecto al perfil de AG, la proporción de AGS y de AGM es muy similar y ambos suponen aproximadamente el 95 % del total de AG. En este sentido, el contenido en AGP es realmente bajo (inferior al 5 % de AG totales). En relación al colesterol, el contenido varía entre 60-70 mg/100 g de porción comestible, si bien hay que señalar que este valor aumenta considerablemente en el caso de consumir casquería, como callos, lengua e hígado; por ejemplo, este último aporta 300 mg/100 g si bien en el caso de los sesos, incluso se llega a 2000 mg/100 g. Es por ello, que a pesar de que el aporte de grasa total sea similar al de las partes magras, debido al elevado contenido en colesterol de la casquería, las personas con dislipemias deben evitar su consumo.

Tal y como se ha descrito para el caso de la leche, la carne de vacuno también es fuente de CLA, de los cuales el más destacado es el isómero *cis*-9,*trans*-11. Además, la carne de vacuno aporta pequeñas cantidades de AGT, de los cuales el predominante es el *trans*-11 18:1 ω7 (ácido vaccénico). Sin embargo, este tipo de AGT producidos por rumiantes se asocian con un potencial efecto protector frente el desarrollo de enfermedades coronarias, a diferencia de los AGT que se generan durante el procesado tecnológico, como puede ser en reacciones de hidrogenación de aceites vegetales [115].

Carne de aves

La carne de ave es la de mayor producción mundial, con 131,6 millones de toneladas anuales, lo que representa un tercio de la producción mundial de carne [111]. En el caso de España, el consumo *per cápita* en el año 2021 fue de 12,06 kg, es decir, un tercio de la carne total consumida por habitante. Ante estas cifras de consumo, es de interés abordar la composición de esta carne y su impacto en la salud. Cabe resaltar que por lo general la carne de ave resulta muy magra. En la **Tabla 17** se recoge la composición lipídica de diferentes tipos de carne de ave cruda. No obstante, esto son valores promedio, y según sea la pieza considerada, los porcentajes varían. Como ejemplo, en el caso del pollo, el aporte en grasa y colesterol de la pechuga es mucho menor que el del muslo, y significativamente menor que el del pollo entero con piel.

Tabla 17.
Contenido de grasa total y perfil de ácidos grasos de las aves de mayor consumo [71].

	Contenido por 100 g de porción comestible					
	Pollo, pechuga con piel	Pollo, muslo con piel	Pollo entero, con piel	Pavo entero	Perdiz (entero)	Pato entero
Grasa total (g)	1,2	3,4	9,3	8,5	2,3	17,2
AGS	0,3	1,4	2,7	2,2	0,8	5,9
AGM	0,3	1,4	2,6	3,0	0,6	8,2
AGP	0,3	0,5	4,4	2,4	0,6	2,3
Colesterol (mg)	58	68	110	74	76	76

AGM: ácidos grasos monoinsaturados, AGP: ácidos grasos poliinsaturados, AGS: ácidos grasos saturados.

En relación con el contenido en grasa (**Tabla 17**), la carne fresca de pavo presenta un porcentaje ligeramente inferior al de la carne de pollo (8,5 g/100 g porción comestible), y además presenta una menor proporción de AGP y de colesterol (74 mg/100 g), siendo esta concentración de colesterol similar a la de la carne de perdiz [71]. En lo que respecta a la carne de pato, la pieza entera presenta el mayor contenido en grasa total (17,2 g/100 g de porción comestible), casi el doble que el del pollo entero con piel. Además, la carne de pato es rica en AGM, a diferencia del resto de carnes de ave, y también presenta una menor proporción de AGP que la carne de pollo entero con piel. Su concentración de colesterol (76 mg/100 g) es inferior a la de carne de pollo y similar a la de pavo y perdiz. Finalmente, comparando los datos de aves enteras con piel, el tipo de carne de ave con un menor aporte lipídico es la de perdiz (2,3 g grasa total/100 g), lo que la convierte en un tipo de carne muy magra [71].

A pesar de que, de forma general, la carne fresca de ave posee un bajo contenido graso, también resulta necesario estudiar cual es el perfil de AG que posee cada uno de los tipos de carne. Así, se han definido dos índices que analizan la calidad de la grasa en relación con las implicaciones en la salud cardiovascular: las relaciones AGP/AGS y (AGM+AGP)/AGS. Las recomendaciones para estas relaciones son, AGP/AGS mayor o igual a 0,5 y (AGM+AGP)/AGS mayor o igual a 2 [116]. Teniendo esto en cuenta, se puede observar que con excepción de la grasa presente en la perdiz, que posee una relación (AGM+AGP)/AGS inferior a 2, el resto de carnes de ave se considera de un perfil cardiovascular saludable (**Tabla 17**).

Otras carnes menos consumidas: ovino, caprino y conejo

Además de las anteriormente mencionadas, otros tipos de carne habitualmente consumida en España pero con menor frecuencia son la carne de ovino y de caprino, cuyo consumo asciende a 1,6 kg/persona/año; y la carne de conejo, de la cual se consumen aproximadamente 0,9 kg/persona/año [37]. En la **Tabla 18** se detalla la composición lipídica media de la carne de conejo, de cabrito y de distintas partes de cordero (paleta, pierna y chuleta).

Tabla 18.
Contenido de grasa total y perfil de ácidos grasos
de otros tipos de carne de menor consumo [71].

	Contenido por 100 g de porción comestible				
	Conejo	Cabrito	Paleta de cordero	Pierna de cordero	Chuleta cordero
Grasa total (g)	5,2	5,0	11,8	11,8	20,6
AGS	1,8	1,5	5,0	5,1	9,2
AGM	1,4	2,2	4,6	4,6	7,5
AGP	1,5	0,4	0,8	0,8	1,7
Colesterol (mg)	52	56	80	78	80

AGM: ácidos grasos monoinsaturados, AGP: ácidos grasos poliinsaturados, AGS: ácidos grasos saturados.

Como se puede observar en la tabla, la carne de conejo tiene un contenido en grasa total relativamente bajo (próximo a 5 g/100 g de porción comestible), muy similar al contenido en grasa de la carne magra ternera y del solomillo de cerdo, pero con menor aporte de colesterol (52 mg/100 g). A diferencia de las carnes anteriormente mencionadas, este tipo de carne presenta un perfil de AG muy equilibrado con proporciones muy similares de AGS, AGM y AGP. En relación con la carne de cabrito, su contenido en grasa total es también relativamente bajo (5 g/100 g de porción comestible), especialmente si se compara con el cordero, el cual contiene de 2 a 4 veces más de grasa total en función de la pieza que se consuma (la chuleta de cordero es la parte más grasa). En cuanto al perfil de AG de caprino y ovino, es similar: los AGS son los AG mayoritarios, seguidos de cerca por los AGM, y ambos tipos de carne contienen AGP en pequeñas proporciones.

Derivados cárnicos

Además de los diferentes tipos de carne fresca que se han presentado, existe una oferta muy amplia de derivados cárnicos. El consumo de este tipo de alimentos, si bien no es muy elevado, sí que conviene ser tenido en cuenta. Según el Ministerio de Agricultura, Pesca y Alimentación, dentro de la categoría de «Carnes transformadas» se incluyen alimentos como el jamón curado y paleta, lomo embuchado normal e ibérico, chorizos, salchichón y salami, fuet y longanizas, jamón cocido, paleta cocida y fiambres, entre otros. Este tipo de productos derivados de la carne se elaboran mediante distintos procesos, tales como salazón, curado o ahumado, y se les pueden añadir aditivos alimentarios conservantes. Cabe señalar que existe una gran variabilidad en cuanto al contenido y perfil lipídico de este tipo de productos, dependiendo de las materias primas empleadas y el tipo de procesado. A continuación, se resumen aquellos derivados cárnicos de mayor consumo en nuestro entorno.

Chorizo y longaniza

Tanto el chorizo como la longaniza son embutidos crudos, curados y encarnados, que se elaboran a partir de carne de cerdo o una mezcla de carne de cerdo y vacuno, a la que se añaden diferentes cantidades de tocino en función de las variedades regionales. La composición básica podría ser 60-70 % de magro, y alrededor del 30 % de tocino y distintos condimentos, dependiendo del producto (sal, pimentón, ajo, pimienta, nuez moscada, orégano...) [117]. El chorizo se caracteriza por su contenido en pimentón, lo que le proporciona unas propiedades sensoriales características. La diferencia entre el chorizo y la longaniza radica fundamentalmente en el diámetro de la tripa en la que se embuten.

Respecto al contenido en grasa, el chorizo aporta en torno a un 23 % de grasa, del que la mayor parte son AGM (11,0 g/100 g), seguidos de AGS (9,6 g/100 g) [71]. En cuanto al perfil de AG, los mayoritarios son el ácido oleico (C18:1 ω9) y el ácido palmítico (C16:0) dentro de cada tipo. El chorizo contiene en torno a un 2,5 g/100 g de AGP, siendo el ácido graso esencial linoleico (C18:2 ω6) el mayoritario, y aporta una cantidad no despreciable de colesterol (73 mg/100 g).

Salchichón y fuet

Es el embutido crudo curado que se elabora con carne de cerdo o de cerdo y vacuno, al que también se le adiciona tocino, y a diferencia del chorizo, no se condimenta con pimentón. Si se prepara embutido en una tripa de pequeño diámetro, el derivado cárnico se denomina fuet, y si es de mayor diámetro, salchichón.

Por lo general, el contenido graso total del salchichón es superior al del chorizo (34,7 %) [71]. En cuanto a su perfil lipídico, el salchichón contiene principalmente AGM (15,9 g/100 g porción comestible), siendo el ácido oleico el mayoritario, y en menores proporciones AGS (12,3 g/100 g, destacando el ácido palmítico) y AGP (5,8 g/100 g). El contenido de colesterol es similar al del chorizo (72 mg/100 gramos de porción comestible).

Jamón curado y paleta

El jamón curado y la paleta son los productos elaborados con la extremidad posterior y anterior del cerdo, respectivamente, que se han sometido a un proceso de salazón, acompañado eventualmente de adición de especias, condimentos y aditivos, reposo o post-salado y maduración y secado durante el tiempo suficiente para conferir las características organolépticas propias. Su contenido en grasa es cercano al 20-22 % [71]. Sin embargo, dependiendo del tipo de producto final (paleta, jamón serrano, ibérico de cebo, o ibérico de bellota), las proporciones de AG varían ligeramente. Así, el jamón ibérico de bellota es el que tiene un mayor contenido en AGM (13,1 g/100 g porción comestible), mientras que el jamón curado ibérico de cebo presenta 10,3 g/100 g. Los AGS son el segundo tipo de AG más abundantes, con valores cercanos a 6,5-7,9 g/100 g, siendo los valores más bajos los del jamón ibérico de bellota. Es por ello que se considera que el jamón ibérico de bellota tiene el perfil lipídico más cardiosaludable dentro de este grupo de derivados cárnicos. Los AGP tan sólo suponen 1,5-2,6 g/100 g. El contenido en colesterol es inferior en el jamón ibérico de cebo y bellota (69 mg/100 g) que en el jamón serrano (84 mg/100g).

Finalmente, indicar que, desde el punto de vista sensorial, el jamón ibérico de bellota resulta excepcional y esto se debe en gran parte a la calidad de su grasa y cómo está infiltrada en la carne.

Jamón cocido

El jamón cocido se elabora a partir de carne del cerdo, que es salada y embutida en una funda sintética, la cual es introducida dentro de un molde y sometida a cocción. Puede presentar porcentajes de grasa total de entre el 3 y el 10 % y su contenido en colesterol es relativamente escaso (50 mg/100 g) [71]. Los jamones cocidos que presentan los contenidos más bajos en grasa suelen ser consumidos por personas que siguen dietas de bajo aporte calórico. El perfil de AG se corresponde con un 1,4 g/100 g de grasas monoinsaturadas, seguido de un 1 g/100 g de grasas saturadas y 0,4 g/100 g de grasas poliinsaturadas. Este perfil puede variar ligeramente en función de la composición de las materias primas empleadas.

Mortadela

La mortadela es un fiambre elaborado con carne de cerdo, sola o mezclada con la de vacuno, finamente picada y majada, a la que se puede adicionar tocino, aceitunas o pimiento rojo y que posteriormente es cocida a 90 °C. Respecto a su composición, la mortadela destaca por su elevado contenido graso (25,4 %), debido a las mayores cantidades de tocino empleadas en su formulación (**Tabla 19**). Sin embargo, casi la mitad del aporte lipídico (11,3 g/100 g) corresponde a AGM, seguido de un elevado aporte de AGS (9,4 g/100 g), mientras que los AGP representan un 4,7 g/100 g [71]. El contenido en colesterol (72 mg/100 g) es superior al del jamón cocido, pero similar al del chorizo, salchichón y jamón curado.

Chóped

El chóped es un embutido cocido parecido a la mortadela, que puede ser elaborado a partir de carne de cerdo, ternera, pavo o pollo; a veces también se le añaden verduras. Respecto a su composición lipídica [71], el porcentaje en grasa es algo superior al de la mortadela (27,0 %), si bien su perfil de AG y su contenido en colesterol son muy similares.

Fiambre de pavo

El fiambre de pavo se elabora a partir de la pechuga de pavo a la que se añaden féculas o almidones y que puede tener un máximo de 5% de azúcares en su composición. Esta mezcla de ingredientes es salada, embutida y cocida dentro de un molde. Este fiambre puede presentar un contenido graso de entre 0,8 y 9,4 % [71], dependiendo de si es un producto «bajo en grasa» o no. En cuanto a su perfil de AG, predominan los monoinsaturados (3,1 g/100 g porción comestibles), seguidos de los saturados (2,8 g/100 g) y los poliinsaturados (2,3 g/100 g). Su contenido en colesterol es muy similar al del resto de derivados cárnicos antes mencionados (76 mg/100g), a excepción del jamón cocido, y en el caso de fiambre de pavo «bajo en grasa» este valor se reduce hasta los 40 mg/100 g [71].

Salchichas

Las salchichas son los productos elaborados a partir de trozos de carnes, o carnes y grasa, que se han sometido a un proceso de picado más o menos grueso, o bien un proceso de picado intenso hasta formar una pasta fina y homogénea. Las carnes podrán ser todas del mismo tipo o ser una mezcla de carnes de distinta procedencia, naturaleza, parte anatómica y especie animal (cerdo, ternera) [118].

Las salchichas se caracterizan por un contenido elevado en grasa, cercano al 25-26 % [71]. En relación a su perfil de AG, los principales son los AGM, seguidos de los AGS, y estando los AGP en cantidades mucho menores y variables. Así las salchichas tipo «Frankfurt» elaboradas con carne de cerdo contienen 2,9 g AGP/100 g de porción comestible, y las salchichas tipo «Viena» elaboradas con una mezcla de carne de ternera y cerdo contienen menores cantidades de AGP (1,7 g/100 g). La influencia del tipo de materia empleada también se refleja en el contenido en colesterol, que es superior en las salchichas tipo «Frankfurt» (65 mg/100g) que en las de tipo «Viena» (52 mg/100 g).

Foie-gras

El foie-gras es un producto alimenticio obtenido a partir del hígado de un pato o ganso que ha sido especialmente sobrealimentado. En consecuencia, se trata de un producto especialmente rico en grasa, con hasta un 44% del peso y un perfil de AG, compuesto mayoritariamente por AGM (25,2 g/100 g de porción comes-

Tabla 19.
Contenido de grasa total y perfil de ácidos grasos de los derivados cárnicos de mayor consumo, junto con determinadas relaciones entre AG [71].

Nombre del derivado cárnico	Chorizo	Salchichón	Fuet	Jamón curado Serrano	Jamón curado Ibérico (bellota)	Jamón cocido	Mortadela	Chóped	Fiambre de pavo	Salchichas Tipo «Frankfurt»	Salchichas Tipo «Viena»	Foie-gras	Paté
Grasa total (g)	23,1	34,7	42,0	6,5	22,2	3,0	25,4	27,0	9,4	26,0	25,2	44,0	29,5
AGS	9,6	12,3	15,5	2,0	6,5	1,1	9,4	9,4	2,8	9,5	9,3	12,0	10,5
AGM	11,0	15,9	19,9	3,2	13,1	1,4	11,3	11,3	3,1	8,7	12,5	25,2	25,2
AGP	2,5	5,8	6,5	1,0	1,5	0,4	4,2	4,2	2,3	3,0	1,7	4,8	5,6
Colesterol (mg)	73	72	87	84	69	50	72,0	72,0	76	65	52	380	255
(AGM+AGP)/AGS	1,4	1,8	1,7	2,1	2,3	1,6	1,6	1,7	1,9	1,2	1,5	2,5	2,93
AGP/AGS	0,3	0,5	0,4	0,5	0,2	0,4	0,5	0,4	0,8	0,3	0,2	0,4	0,5

Contenido por 100 g de porción comestible

AGM: ácidos grasos monoinsaturados, AGP: ácidos grasos poliinsaturados, AGS: ácidos grasos saturados.

tible) y un elevado contenido de AGS (12 g/100 g). El resto son AGP (4,8 g/100 g). Al tratarse de un producto elaborado a partir del hígado de pato o de gansos, dado que este es el órgano responsable de la síntesis de colesterol, el contenido del foie-gras en este componente dietético es particularmente elevado (380 mg/100g). Esto le convierte en uno de los alimentos con mayor contenido en colesterol. No obstante, el consumo de este producto es muy limitado, por lo que su incidencia en la salud es, de igual manera, escaso.

Paté

El paté es una pasta cárnica, pasteurizada o esterilizada, y untable, que se elabora habitualmente a partir de carne picada o hígado, o ambos, a los que se les puede añadir menudencias y otros ingredientes, como verduras, hierbas, especias y vino.

En cuanto al contenido en grasa, el paté tiene un porcentaje cercano al 30 %. La fracción mayoritaria es la de los AGM, que representan el 12,4 g/100 g de porción comestible, mientras que los AGS están presentes en cantidades muy elevadas, un 10,5 g/100 g. Finalmente, los AGP representan un 3,6 g/100 g. Los patés además se caracterizan por contener una gran cantidad de colesterol (255 mg/100 g). Este perfil lipídico hace que sean un tipo de alimento que no destaque por sus características cardiosaludables, por lo que su empleo debería estar limitado, especialmente si se destinan a la alimentación infantil.

2.2.2. Alimentos procedentes de animales acuáticos

Al igual que ocurre con los animales terrestres, la ingesta de animales/partes de animales acuáticos contribuye también a la ingesta de grasa que se hace mediante la dieta. En este sentido, esta guía práctica se centrará en analizar el contenido y el perfil lipídico de pescados y mariscos, dado que son los principales animales acuáticos que se consumen.

La ingesta de pescado en España, y por consiguiente de grasa derivada de los mismos, varía considerablemente según la región, siendo mayor en aquellas comunidades del norte y noroeste [37]. En general, la mayor parte del pescado que se consume es fresco

(42,6 % del total de kg consumidos), seguido de las conservas de pescado (19,5 %) y del pescado congelado (10,8 %) [37]. En el caso del marisco, su consumo es menor que el del pescado (14,8 % del total de kg consumidos), siendo consumido principalmente fresco [37].

En general, el contenido de grasa del pescado es muy variable, siendo en el caso de los pescados grasos igual o mayor que el de los animales terrestres, y menor en el caso de los pescados magros [119]. Asimismo, en el caso del pescado salvaje, la estacionalidad es otro factor que define la cantidad de grasa, siendo mayor el contenido en grasa tras el periodo de desove [120]. En cuanto al tipo de grasa que presentan los pescados, esta es mayoritariamente insaturada [119]. Esto quiere decir que, a temperatura ambiente, la grasa de los pescados se encuentra en estado líquido, mientras que la grasa presente en animales terrestres tiene una consistencia sólida en las mismas condiciones [120]. Esta característica de la grasa del pescado tiene implicaciones, tanto desde el punto de vista nutricional, como del tecnológico, ya que tiene mayor tendencia a sufrir reacciones de oxidación. Otra de las características de la grasa del pescado radica en la longitud de cadena hidrocarbonada de los AG que forman parte de los TG, que es mayoritariamente de entre 12 y 26 átomos de carbono. De hecho, casi la mitad de los AG presentes en los lípidos de los pescados suelen tener más de 18 átomos de carbono [121].

Respecto a su distribución, la grasa de los pescados está principalmente localizada bajo la piel (en los pescados grasos), en el hígado (en los pescados magros) y en las gónadas maduras [122]. Sin embargo, factores como la especie (por ejemplo, el contenido de grasa de una merluza y un atún no son iguales) o la parte del animal que se consuma (el contenido de grasa de la ventresca de un atún es mayor que el del lomo) influyen en el contenido y tipo de grasa. Del mismo modo, el origen del animal (si es de río o de mar), la época del año en la que se ha pescado (antes o después de desovar) así como el tipo de alimentación que ha recibido (salvaje o de acuicultura), afectan significativamente al contenido de grasa del mismo y su perfil lipídico [119]. En relación al colesterol, su contenido es también variable, y principalmente está presente en el músculo, el bazo y el hígado.

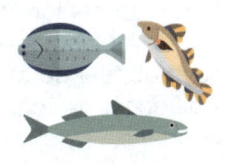	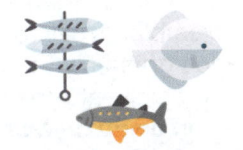	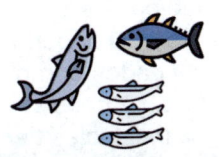
Magro (≤ 2 % grasa)* Merluza, Rape, Bacalao, Lenguado, Gallo	**Semigraso (2-7 % grasa)*** Dorada, Lubina, Sardina, Mújol, Salmonete, Caballa, Rodaballo, Trucha	Graso (> 8 % grasa)* Atún, Bonito, Caballa, Melva, Anguila, Arenque, Salmón

*Contenido de grasa, expresado en porcentaje peso total.

Figura 13.
Clasificación del pescado según su contenido de grasa y algunos ejemplos de las especies de cada grupo.

Asimismo, mencionar que cuando se habla del contenido de grasa de un pescado, se tiene en cuenta principalmente los lípidos de reserva; estos son principalmente TG y están presentes en diferente cantidad y distribución anatómica dependiendo del tipo de pescado [123]. Por otro lado, se diferencian los **lípidos estructurales,** entre los que destacan los fosfolípidos presentes en las membranas junto al colesterol; señalar que este último también se encuentra en el músculo de los pescados, en niveles similares a los encontrados en mamíferos [123].

Pescado magro y graso

El contenido de grasa de un pescado es uno de los principales criterios de clasificación. En este sentido, se consideran pescados magros, aquellos pescados que tienen un contenido de grasa menor o igual al 2 % de su peso; pescados semigrasos, a los que tienen un contenido de grasa de 2-7 % de su peso; y pescados grasos, aquellos que tienen un contenido graso mayor al 8 % de su peso (**Figura 13**) [119]. Sin embargo, hay que señalar que dependiendo de si el pescado es de acuicultura o salvaje, esta clasificación puede variar. Este es el caso de especies como la dorada o la lubina: los ejemplares de acuicultura presentan un contenido de grasa muy superior a los ejemplares salvajes, llegando incluso a ser clasificados como pescados grasos. Otro tipo muy habitual de clasificación consiste en diferenciar entre pescado blanco y pescado azul, los cuales tienen un contenido de grasa inferior al 5 % y superior al 5 %, respectivamente [119].

Tal y como se indica en la figura anterior, dependiendo del tipo de pescado que se consuma, la cantidad de grasa que se ingiere variará considerablemente. Además, hay que tener en cuenta que los pescados magros y grasos no solo se diferencian en el contenido de grasa, sino también en la distribución anatómica de la misma. En este sentido, los pescados magros se caracterizan por acumular lípidos mayoritariamente en el hígado, mientras que en los grasos se localiza principalmente debajo de la piel (tejido subcutáneo), así como en los músculos de la zona ventral y los que se encargan de mover la cola y las aletas [123]. Estas características del pescado no solo permiten seleccionar pescados más o menos grasos, sino que en el caso de los magros facilitan además el consumo de partes más o menos grasas.

Sin embargo, un pescado no se puede ni se debe considerar mejor o peor teniendo como único criterio su contenido de grasa. Esto se debe a que la principal característica de los lípidos presentes en el pescado es su alto grado de insaturación. En este sentido, se considera que alrededor de 2/3 de los AG que forman parte de los TG del pescado son insaturados [124], una proporción significativamente mayor en comparación con los lípidos presentes en animales terrestres. Esta característica permite que los lípidos de los pescados mantengan una fluidez que les permita nadar incluso en aguas más frías [20]. De hecho, los pescados se caracterizan principalmente por su elevado contenido de AGP, los cuales pueden suponer hasta el 25-45 % del total [119]. Entre ellos destacan los pertenecientes a las series $\omega 3$ y $\omega 6$, si bien hay que señalar que la proporción de AGP $\omega 3$ es mayor en pescados marinos que en los de agua dulce [124]. Asimismo, para una misma especie de pescado, la proporción de AGP $\omega 3$ también es mayor en los especímenes salvajes que en los de acuicultura, debido a que estos últimos se alimentan con piensos elaborados con aceites vegetales ricos en AGP $\omega 6$. Entre los AGP de la serie $\omega 6$ presentes en el pescado, el ácido linoleico es el más abundante, mientras que, entre los AGP ω3, el DHA y el EPA son los mayoritarios (**Figura 14**) [119]. De hecho, el DHA y el EPA son en gran medida los «responsables» de los efectos cardioprotectores atribuidos al consumo de pescado azul [120].

Ácido 4,7,10,13,16,19-docosahexaenoico (C22:6ω3, DHA)

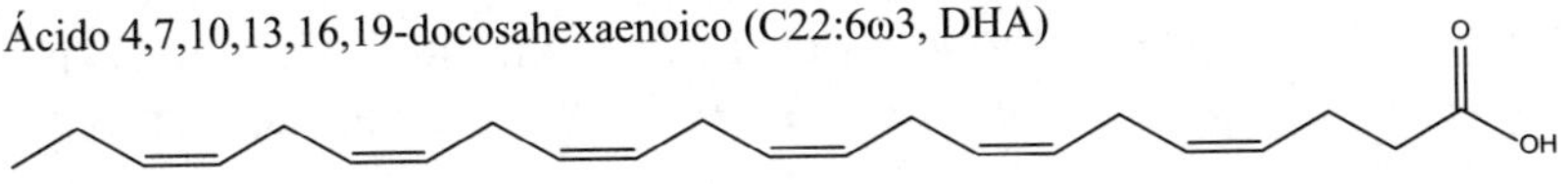

Ácido 5,8,11,14,17-eicosapentaenoico (C20:5ω3, EPA)

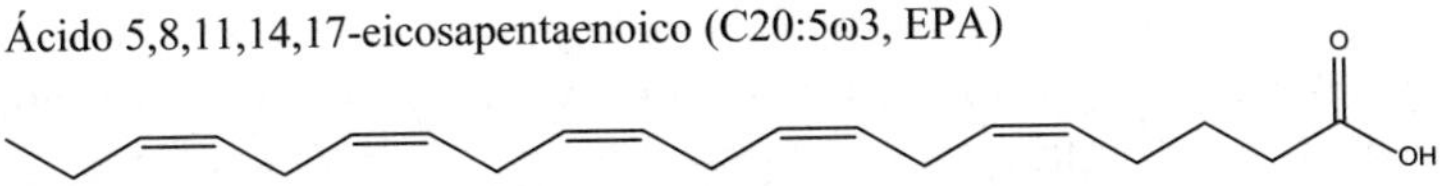

Figura 14.
Estructura química del ácido docosahexaenoico (DHA) y del ácido eicosapentaenoico (EPA) [125].

Desde el punto de vista de la nutrición y de la salud, el contenido de grasa de los pescados tiene diferentes implicaciones. Por un lado, cuanto mayor sea la cantidad de lípidos presente en un pescado, mayor será el aporte calórico del mismo. Eso hace que, en situaciones concretas, como cuando se prescriben dietas hipocalóricas para la pérdida de peso, la elección del tipo de pescado que se va a consumir sea un factor a tener en cuenta. Sin embargo, no hay que olvidar que, debido a las características de los lípidos presentes en el pescado (escasa presencia de AGS y elevado contenido de AG ω3 de cadena larga), su ingesta no sólo va a aportar calorías, sino también un cantidad importante de AGP ω3, lo que se ha relacionado con un efecto protector frente a enfermedades cardiovasculares; los AGP ω3 del pescado favorecen la vasodilatación, regulan el metabolismo del colesterol y son precursores de sustancias (prostaglandinas) que disminuyen el riesgo de padecer trombos (es decir, evitan la agregación plaquetaria) [20]. De hecho, en un reciente estudio se observó que en pacientes que sufren enfermedades cardiovasculares, una ingesta mínima de 2 raciones (175 g) de pescado graso a la semana reducía el riesgo y mortalidad derivada a dichas patologías [75].

Por todo ello, la ingesta de pescado para la población general se sitúa en 3 o 4 raciones a la semana, intentando variar entre pescados magros y grasos. Este patrón de consumo asegurará los efectos cardioprotectores derivados del consumo de este tipo de alimento, y favorece la ingesta de otros nutrientes presentes en el pescado (vitaminas A y D, y minerales como el yodo, selenio o calcio) [110].

Pescado salvaje y de acuicultura

Tal y como se ha mencionado anteriormente, otro factor que influye en el perfil lipídico de un pescado es su procedencia. En este sentido, se ha descrito que la relación de AG ω3:ω6 difiere en diferentes especies de acuicultura (como el salmón o la lubina) en comparación con sus homólogos salvajes. Así, la proporción de AGP de la serie ω6 se ve aumentada en pescados de acuicultura en detrimento de la proporción de AGP de la serie ω3, que disminuye [126,127]. Esto se debe al tipo de alimentación que recibe el pescado de acuicultura, que incluye cantidades significativas de aceites vegetales ricos en AG de la serie ω6. De hecho, se han observado porcentajes de ácido linoleico (C18:2 ω6) 20 veces mayor en salmones de acuicultura que en salmones salvajes [128]. Como consecuencia, el efecto cardioprotector derivado del consumo de pescado de acuicultura puede ser menor en comparación con el pescado salvaje, debido al mayor contenido de los primeros en AGP ω6, que tienen un efecto pro-inflamatorio, al contrario de lo que ocurre con los AGP ω3 (**Figura 15**) [129].

Teniendo en cuenta lo anteriormente mencionado, el consumo de pescado salvaje puede ser más recomendable que el de acuicultura debido a su mejor relación AGPω3:AGPω6. Un aporte adecuado de AGP ω6 y ω3 puede lograrse mediante el consumo de pescados como el bacalao, anchoa, caballa, merluza, palometa o sardina (entre otros). Además, la adquisición de especies de temporada y de proximidad puede facilitar el consumo de pescado salvaje a precios más económicos. Por otro lado, recordar que, en

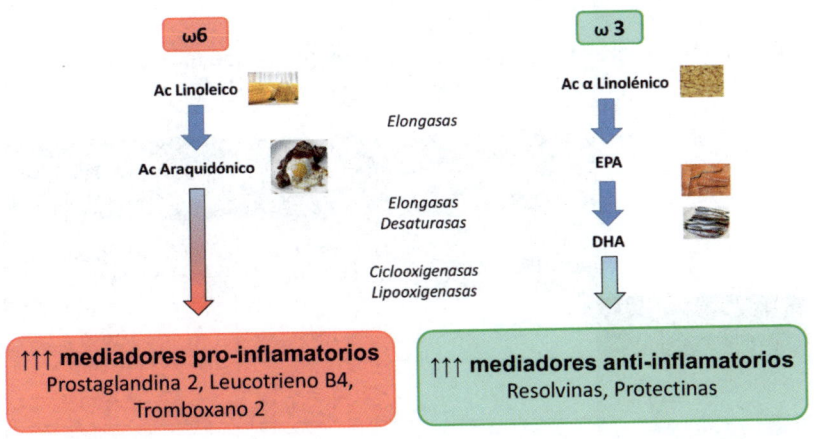

DHA: ácido docosahexaenoico, EPA: ácido eicosapentaenoico.

Figura 15.

Representación esquemática del efecto pro- y anti-inflamatorio de los AGP de las series ω6 y ω3 en el metabolismo.

el caso de especies, tales como pez espada, atún rojo o tiburón, su consumo debe limitarse en niños y niñas a un máximo de 120 g/mes y, en el caso de mujeres embarazadas, debe evitarse por la acumulación de mercurio en los mismos [130].

Conservas de pescado

Tal y como se ha mencionado anteriormente en esta guía, parte del pescado que se consume en los hogares españoles lo constituyen las conservas de pescado [110]. En este sentido, los pescados más consumidos de esta forma son el atún, las sardinas y la caballa [110]. Hay que tener en cuenta, que cuando se consume pescado en conserva, la naturaleza del líquido de cobertura (también llamado líquido de gobierno) influye tanto en el contenido como en la composición de grasa consumida (**Tabla 20**). Existen conservas al natural (donde el líquido de cobertura es agua) y conservas en aceite (donde el líquido de cobertura empleado es principalmete aceite de girasol o aceite de oliva).

Tabla 20.
Contenido de grasa total y perfil de ácidos grasos de atún fresco, atún enlatado en agua y atún en aceite [114].

	Contenido por 100 g de porción comestible		
	Atún fresco	Conserva de atún al natural	Conserva de atún en aceite de girasol
Grasa total (g)	6,2	1,9	12,6
AGS	1,8	0,5	1,6
AGM	1,6	0,5	2,0
AGP	2,2	0,8	8,9
Colesterol (mg)	55,0	55,0	39,8
Vitamina E (mg)	–	–	6,3

AGM: ácidos grasos monoinsaturados, AGP: ácidos grasos poliinsaturados, AGS: ácidos grasos saturados.

En este sentido, aquellas conservas de pescado que se comercializan «al natural» suelen tener un contenido de grasa algo menor que el mismo pescado fresco, si bien la composición de la grasa suele ser similar. Por el contrario, las conservas de pescado que se comercializan en aceite (bien de oliva o de girasol) suelen tener un contenido de grasa mayor que el mismo pescado en fresco debido a que se produce una absorción del líquido de cobertura por parte del alimento. Esto tiene una implicación directa en relación al aporte calórico del alimento (siendo en algunos casos muy superior). Así, aquellas personas que estén siguiendo dietas hipocalóricas dirigidas a la pérdida de peso deberán procurar consumir el pescado fresco en lugar de pescado conservado en aceite. El perfil de AG también puede cambiar ligeramente respecto al pescado fresco, ya que tenderá a parecerse al del aceite empleado como líquido de cobertura de la conserva.

No obstante, y debido al tipo de aceite que se suele utilizar para preparar este tipo de productos (principalmente aceites de oliva o girasol), el perfil lipídico de estos alimentos sigue siendo mayoritariamente insaturado.

Otra de las implicaciones nutricionales que tiene el consumo de conservas de pescado en aceite es la presencia de vitamina E en los mismos, que es una vitamina liposoluble presente principalmente en alimentos de origen vegetal, y que por tanto procede del aceite utilizado para elaborar la conserva (**Tabla 20**).

Productos derivados del pescado

Finalmente, en la actualidad existe una amplia oferta de productos elaborados a base de pescado, y por lo tanto, también son fuente de grasa proveniente de dicha fuente alimentaria. No obstante, hay que destacar que el perfil de AG de estos productos transformados puede ser diferente al descrito para el pescado.

Uno de los ejemplos más claros es el del producto comúnmente (y comercialmente) conocido como «palitos de merluza». Este producto, como bien indica su nombre, está elaborado a partir de merluza, pero entre sus ingredientes también se pueden encontrar aceites de origen vegetal (principalmente de girasol). Ello hace que la composición nutricional del producto, así como su contenido y composición de grasas, difiera significativamente del de la merluza (**Tabla 21**).

De hecho, los «palitos de merluza» tienen un contenido más de cuatro veces superior de grasa que la merluza fresca, siendo además la proporción de AGP mayor que la del pescado de origen. Esto se debe principalmente a la adición de aceites de origen vegetal previamente mencionados, lo cual también explica el mayor contenido de colesterol en este tipo de producto (**Tabla 21**). Asimismo, cabe indicar que este tipo de productos están principalmente dirigidos a los niños y niñas, y que para su preparación se requiere además usar la fritura (técnica que aumentará el contenido de grasa del producto final). Por ello, y a pesar de que el perfil lipídico de este tipo de derivados de pescado es mayoritariamente insaturado, será siempre más recomendable consumir el pescado fresco.

Tabla 21.
Contenido de grasa total y perfil de ácidos grasos de merluza fresca y
«palitos de merluza» [114].

	Contenido por 100 g de porción comestible	
	Merluza fresca	Palitos de merluza
Grasa total (g)	1,8	9,0
AGS	0,4	1,0
AGM	0,4	2,1
AGP	0,5	5,8
Colesterol (mg)	67,0	no disponible
Vitamina E (mg)	0,4	3,1

AGM: ácidos grasos monoinsaturados, AGP: ácidos grasos poliinsaturados, AGS: ácidos grasos saturados.

Marisco

El marisco representa otro grupo de alimentos que aportan grasa a la dieta, si bien es cierto que en muy pequeña cantidad, a causa de su bajo contenido en grasa y a su limitado consumo, debido tanto a su temporalidad como a su elevado precio. Los moluscos (cefalópodos, bivalvos y gasterópodos) y los crustáceos (decápodos y cirrípedos) representan el tipo de marisco que más se consume en España, tal y como se ha indicado anteriormente. A pesar de ser muy diferentes entre ellos en cuanto a forma, tamaño o porción comestible, todos ellos comparten características similares en cuanto al contenido y composición de su grasa (**Figura 16**).

En general, el contenido en grasa del marisco (ya sea molusco o crustáceo) es bajo, y por ello no son alimentos muy calóricos. Además, su perfil de AG tiende a ser insaturado (AGM + AGP > AGS). No obstante, una característica del marisco es su contenido

Contenido por 100 g de porción comestible			
Moluscos		Crustáceos	
Almeja	Calamar	Langostino	Percebe
Grasa total (g)	1,6	1,5	0,8	0,5
AGS	0,3	0,5	0,2	0,01
AGM	0,2	0,2	0,1	0,01
AGP	0,6	0,7	0,2	0,01
Colesterol (mg)	40	187	185	14

AGM: ácidos grasos monoinsaturados, AGP: ácidos grasos poliinsaturados, AGS: ácidos grasos saturados

Figura 16.
Contenido de grasa total y perfil de ácidos grasos de diferentes moluscos y crustáceos [71].

en colesterol, que es relativamente alto. Por ello, a pesar de ser considerado fuente dietética de proteína y micronutrientes (son especialmente ricos en minerales como calcio, hierro y zinc, y vitaminas como la B_1, B_2, B_3 y A), las personas que sufran de dislipemias deberán limitar su consumo.

2.2.3. Alimentos grasos de origen vegetal

Además de las grasas presentes en alimentos de origen animal (terrestre y acuatico), en la dieta se pueden encontrar diversos alimentos de origen vegetal que son ricos en grasas e interesantes a nivel nutricional. Entre ellos se encuentran las semillas y ciertos frutos de cultivares arbóreos, de los cuales se obtienen diferentes aceites y mantecas, tal y como se ha explicado en anteriores apartados de la presente guía. Entre estos alimentos, también se encuentran los frutos secos, cuyo consumo es característico de la dieta mediterránea y el cual se ha relacionado con diferentes beneficios sobre la salud.

Frutos secos

Los frutos secos han formado parte de la alimentación desde la prehistoria y siguen siendo consumidos por su alto valor nutricional y energético. Son uno de los alimentos características de la dieta mediterránea. Los frutos secos son ricos en grasa y, como su nombre indica, tienen un bajo contenido en agua, por lo que resultan altamente calóricos. De forma estimada, aportan entre 570 y 720 kcal por cada 100 gramos de producto (equivalente a unas 170-215 kcal por cada ración de 25-30 gramos). En la mayor parte de los frutos secos, el contenido lipídico asciende a más del 50 % de su peso. Por ejemplo, las nueces contienen 63,8 gramos de lípidos por cada 100 gramos de producto (**Tabla 22**) [131].

Más específicamente y en cuanto a su composición lipídica, cabe destacar que el contenido de AGS de los frutos secos es muy bajo con respecto al contenido de AGI. Los AGM son los mayoritarios en todos los frutos secos arriba mencionados (suponiendo hasta un 48,7 g/100 g de porción comestible), excepto en el caso de las nueces en las que predominan los AGP (44,2 g/100 g). Dentro los AGM presentes predomina el ácido oleico (C18:1 ω9) y entre los AGP, el más abundante es el ácido linoleico (C18:2 ω6). El AGP esencial α-linolénico (C18:3 ω3) también está presente, pero en mucha menor cantidad, llegando hasta casi 6 g/100g en el caso de las nueces. Debido a su contenido graso, los frutos secos son además fuente de vitaminas liposolubles como la vitamina E, en especial las almendras y las avellanas, que contienen 20,0 y 26,2 mg de equivalentes en α-tocoferol por cada 100 g de porción comestible, respectivamente.

A pesar de que los frutos secos han sido «demonizados» por su elevado valor energético y contenido en grasa, y por la falsa creencia en que su consumo está relacionado con un aumento de peso, diversos estudios han evidenciado que la inclusión de este grupo de alimentos de forma regular en la dieta, está relacionada con un efecto protector ante enfermedades cardiovasculares [133]. De

Tabla 22.
Aporte energético, contenido de grasa total y perfil de ácidos grasos de distintos frutos secos [71,132].

Frutos secos	Contenido por 100 g de porción comestible					
	Almendras	Avellanas	Pistachos	Nueces	Anacardos	Cacahuetes
Energía (kcal)	589	656	594	595	577	544
Grasa total (g)	53,5	62,0	53,0	63,8	46,0	49,0
AGS	4,2	4,6	6,7	5,2	9,0	9,2
AGM	36,6	48,7	35,7	11,6	27,0	23,5
AGP	10,0	5,8	8,0	44,2	8,0	14,0
Vitamina E (mg)	20,0	26,2	5,2	3,5	5,8	10,9

*Aunque los cacahuetes no son frutos secos como tal, sino legumbres, se suelen introducir en este grupo de alimentos. AGM: ácidos grasos monoinsaturados, AGP: ácidos grasos poliinsaturados, AGS: ácidos grasos saturados.

hecho, en un meta-análisis en el que se estudió el efecto dosis-respuesta de la ingesta de frutos secos en relación al aumento de peso corporal, se observó que un mayor consumo de los mismos está asociado a un menor peso corporal y porcentaje de grasa [134]. Aunque los frutos secos sí que son alimentos ricos en grasa, hay que hacer hincapié en que su contenido de AGS es muy bajo. Además, el hecho de contener altas cantidades de grasas tanto mono como poliinsaturadas, hace de los frutos secos un alimento clave para la modulación del perfil lipídico. Estos efectos beneficiosos, se ven además potenciados por la presencia de vitamina E (y otros micronutrientes antioxidantes) que protegen a las partículas de colesterol LDL de ser oxidadas, evento que inicia el proceso aterogénico [135].

Otro componente muy interesante de los frutos secos son los fitosteroles, por su demostrado efecto protector frente a enfermedades cardiovasculares [4,136]. Tal y como se ha comentado anteriormente en esta guía, estos componentes estructurales y funcionales de las membranas de las células vegetales, presentan una estructura química similar al colesterol. Este hecho, provoca que en el intestino delgado se establezcan fenómenos de competencia entre ambos tipos de moléculas por su absorción, lo que tiene como resultado una reducción de la absorción intestinal de colesterol y, como consecuencia, un potencial efecto hipocolesterolemiante [4]. En este sentido, la Agencia Europea de Seguridad Alimentaria (EFSA) ha autorizado una alegación de salud referente al efecto hipolipemiante de los fitosteroles. En dicho documento se especifica que con una ingesta diaria de entre 1,5-2,4 g de los diferentes tipos de fitosteroles presentes en los alimentos (esteroles y estanoles), se puede esperar una reducción media de entre el 7 y el 10,5 % de las concentraciones de colesterol plasmático, en concreto de la forma de LDL-colesterol. El Panel de expertos que ha revisado las evidencias científicas disponibles considera que esa reducción tiene importancia biológica en términos de un menor riesgo de enfermedad coronaria [137].

Los valores de ingesta media de fitosteroles obtenidos a partir de la dieta habitual se estiman entre los 160-360 mg/día, y solo los vegetarianos pueden alcanzar ingestas de aproximadamente 1 g/día. Los frutos secos contribuyen a dicho aporte diario con cantidades que van desde los cerca de 120 mg/100 g de porción comestible de los anacardos, las avellanas o los cacahuetes, pasando por cantidades de 143 mg/100 g o 163 mg/100 g para las nueces y las almendras respectivamente, hasta alcanzar los 272 mg/100 g de los pistachos [138]. Otras fuentes de fitosteroles son los aceites vegetales, las semillas, las legumbres y, fundamentalmente, los alimentos enriquecidos disponibles en el mercado.

Los frutos secos son, por tanto, un alimento muy interesante dentro del marco de una alimentación equilibrada ya que pueden contribuir de alguna forma a un mayor aporte de fitoesteroles. No obstante, es importante señalar que para conseguir los 1,5-2,4 g que establece la EFSA con el fin de conseguir un efecto hipolipemiante, es necesario recurrir a alimentos funcionales de diseño.

3

Reemplazantes de grasas

Tal y como se ha mencionado en anteriores apartados de la presente guía, las grasas son el macronutriente más calórico, aportando 9 kcal por gramo. Por ello, la ingesta de aceites y grasas, así como la de aquellos alimentos ricos en este macronutriente, puede verse limitada en situaciones que requieran reducir/controlar la ingesta calórica (como pueden ser tratamientos de pérdida de peso o ciertos deportes). Del mismo modo, en el contexto de una dieta equilibrada, consumir la cantidad adecuada de este tipo de alimentos es esencial para no incurrir en una ingesta de energía excesiva y así evitar el incremento del peso corporal. No obstante, las grasas no solo aportan calorías, sino que además cumplen funciones importantes en el cuerpo como vehiculizar las vitaminas liposolubles (A, D, E y K) y regular diferentes procesos. En el caso de los alimentos, las grasas también son un ingrediente de gran interés desde el punto de vista sensorial, dado que convierten a un alimento en apetecible (aportando palatabilidad y textura) [139]. De hecho, una de las principales limitaciones de las dietas destinadas a la pérdida de peso radica en que tienden a ser menos atractivas para quien las consume (menor palatabilidad), y ello se debe entre otros factores, a la disminución de su contenido en grasas.

Por ello, desde hace años, la industria alimentaria ha desarrollado e introducido lo que se conocen como **reemplazantes de las grasas**, que son utilizadas por ejemplo en la mayoría de productos bajos en grasa y *light*. Estos ingredientes tienen como objetivo reducir las calorías de un alimento (que originalmente tiene un contenido elevado de grasas), imitando las propiedades y características sensoriales que proporcionan las grasas [139]. Entre los distintos ingredientes que permiten la sustitución parcial o total de la grasa de un alimento se encuentran: los **imitadores de las grasas**, que son aquellos reemplazantes de grasas que no poseen una funcionalidad totalmente equivalente a la de las grasas, y por tanto imitan los efectos de la grasa en ciertos casos, y los **sustitutos de las grasas**, compuestos que proporcionan propiedades físicas y sensoriales idénticas a las de las grasas, pero sin calorías, es decir que no pueden ser digeridas (son resistentes a la hidrólisis) por las enzimas digestivas [4].

En los siguientes apartados se profundiza en algunos de los reemplazantes de grasas más frecuentemente utilizados por la industria alimentaria.

3.1. Hidratos de carbono que se utilizan como imitadores de grasas

El uso de ciertos hidratos de carbono como reemplazantes de grasas es una práctica común desde hace décadas. Esto se debe a que estos ingredientes, por un lado, se consideran seguros para el consumo humano, y por otro lado tienen un aporte energético menor que el de las grasas a las que sustituyen (4 *vs* 9 kcal/g, respectivamente). Incluso, algunos de los hidratos de carbono que se utilizan como reemplazantes de las grasas no son digeribles (nuestras enzimas digestivas no son capaces de actuar sobre ellos) y por ello no aportan energía. A pesar de que estos ingredientes no se parecen a las grasas en cuanto a su composición (a nivel molecular), confieren características de textura (viscosidad, suavidad, cremosidad y sensación de humedad) similares a las proporcionadas por las grasas en los alimentos debido a que retienen humedad y actúan como relleno [4,140]. En consecuencia, la composición nutricional y el aporte calórico de los alimentos cuyas grasas han sido parcialmente reemplazadas por hidratos de carbono variarán en comparación al alimento original (**Figura 17**).

Contenido por 100 g de porción comestible		
	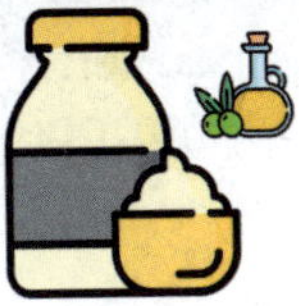	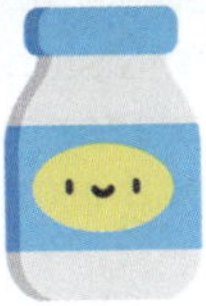
Energía (kcal)	785	298
Grasas (g)	87,4	28,1
Hidratos de carbono (g)	0,09	10,8
Proteínas (g)	2,1	1
Agua (g)	9,1	60,1

Figura 17.
Composición nutricional de mayonesa elaborada con aceite de oliva (A) y mayonesa baja en calorías en la que se han empleado imitadores de grasa a base de hidratos de carbono (B) [71].

Dentro de este grupo de reemplazantes de grasas se incluyen una gran variedad de polisacáridos, algunos de los cuales se detallan a continuación.

Almidón

El almidón es un polisacárido de reserva utilizado por las plantas para almacenar energía y que, para el ser humano, desde el punto de vista de la nutrición, supone la principal fuente de energía de la dieta [3]. De hecho, es el principal hidrato de carbono que se consume al comer cereales y derivados (como el pan), legumbres o frutos secos. Este hidrato de carbono está formado por amilosa y amilopectina (ambas cadenas de glucosa, la primera lineal y la segunda ramificada) y se digiere en el tracto gastrointestinal, proporcionando 4 kcal por gramo (**Figura 18**). Una de las características que diferencian al almidón del resto de polisacáridos y que lo convierten en un potencial reemplazante de grasa radica en que la amilosa y la amilopectina se organizan formando gránulos de almidón [3]. Algunos almidones nativos presentan gránulos de tamaño similar a las gotas de grasa que conforman una emulsión, por lo que pueden ser empleados como potenciales reemplazantes de grasa al proporcionar texturas y características sensoriales similares [141].

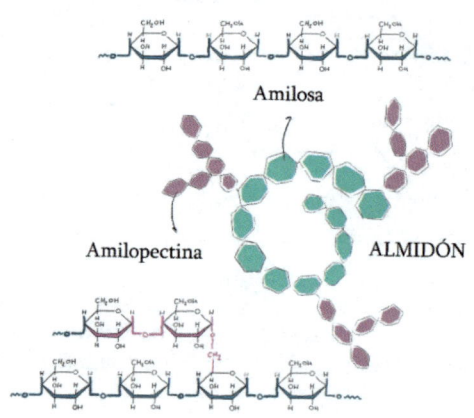

Figura 18.
Estructura del almidón.

A partir de los almidones nativos naturales, se han desarrollado los denominados almidones modificados entre los que se encuentran, por ejemplo, los almidones entrecruzados los cuales son también potenciales reemplazantes de grasa. Estos derivados de almidón obtenidos por modificación química exhiben una mayor resistencia a la temperatura y al pH, y son menos digeribles que los almidones sin modificar; por ello, proporcionan menos calorías. Asimismo, mediante almidones sustituidos (otro tipo de almidones modificados), es posible incorporar a los alimentos cuyo contenido en grasas ha sido reducido compuestos sápidos y/o de nutrientes lipofílicos, mejorando notablemente la calidad de los productos bajos en grasa [142]. De hecho, en la actualidad se pueden encontrar reemplazantes de grasas a base de almidón en una gran variedad de productos bajos en grasa que van desde yogures a salsas (**Figura 19**), en los que cumplen diversas funciones texturales como gelificante, espesante, estabilizante, etc.

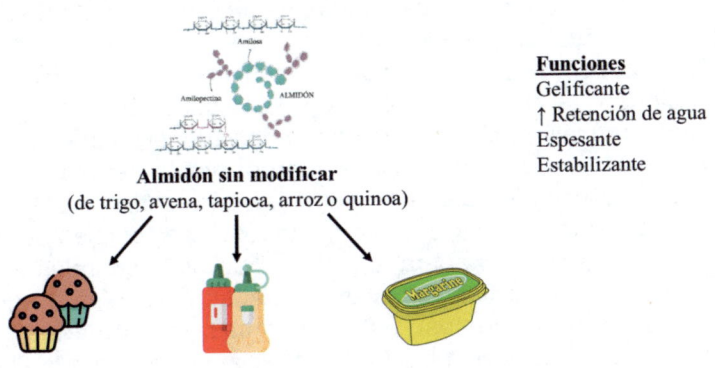

Almidón sin modificar
(de trigo, avena, tapioca, arroz o quinoa)

Funciones
Gelificante
↑ Retención de agua
Espesante
Estabilizante

Figura 19.
Usos y funciones del almidón como reemplazante de grasas en diferentes productos.

Así, el almidón procedente de distintas fuentes puede servir como sustituto de los glóbulos de grasa en los productos, la grasa emulsionada en los aderezos de ensaladas, así como la grasa intramuscular en los productos cárnicos [141]. En general, la calidad de los productos bajos en grasas que utilizan reemplazantes a base de almidón suele ser elevada [141].

Maltodextrinas

Las maltodextrinas se obtienen de la hidrólisis parcial del almidón y se definen como mezclas de oligosacáridos constituidos por unidades de D-glucosa cuyo valor de equivalente de dextrosa (ED) es menor de 20 [4]. Se pueden obtener maltodextrinas a partir del almidón de distintas fuentes (trigo, maíz, maíz céreo, tapioca, patata, etc.) y, al igual que el almidón de partida, tienen una densidad energética de 4 kcal/g. Las maltodextrinas con valores de ED entre 2 y 4 son frecuentemente empleadas en la industria alimentaria como reemplazantes de grasa por su tendencia a la gelificación, por ello tienen una gran capacidad para modificar la textura de diferentes productos (normalmente se utilizan como espesantes). Asimismo, gracias a su alta capacidad de retención de agua y la sensación suave que provocan en boca, su presencia suele ser habitual en pasteles y galletas, salchichas tipo Frankfurt, helados o queso, salsas, aderezos de ensalada, cremas agrias, etc. Dependiendo del tipo de producto y de la calidad del mismo, el contenido de maltodextrina añadida puede variar significativamente (1-50 % peso del producto); sin embargo, por lo general, cuanto mayor es el contenido peor imita a la grasa que sustituye [141].

Por otro lado, señalar que las maltodextrinas también se pueden emplear al 20-25 % para la elaboración de microgeles (sistemas que imitan más fielmente las pequeñas partículas de grasa presentes en los alimentos). Estos sistemas, incorporados a los alimentos como ingrediente, son de especial interés para la elaboración de alimentos bajos en calorías dado que su aporte calórico es inferior al de las maltodextrinas de origen (1 vs 4 kcal/g) [141].

Polisacáridos no digeribles

Los polisacáridos no digeribles forman parte de lo que se conoce como fibra dietética y son también frecuentemente utilizados en la industria alimentaria principalmente como espesantes, emulsificantes y agentes texturizantes. Estos ingredientes tienen como característica común que no son digeribles por lo que, aparte de no aportar calorías, pueden aportar otros beneficios nutricionales (efecto prebiótico). Al igual que en el caso del almidón, los polisacáridos no digeribles que se utilizan como reemplazantes de grasas en diferentes productos no se parecen a las grasas desde el punto de vista estructural [141]. Es por ello que, habitualmente, éstos se utilizan junto con otros reemplazantes de grasas como almidón y ciertas proteínas con el fin de lograr características sensoriales más deseables en los alimentos bajos en grasas.

La **Tabla 23** muestra algunos de los polisacáridos no digeribles empleados como imitadores de grasas, sus características y algunos ejemplos de alimentos donde se encuentran. En el caso de las gomas, la goma guar (junto con otras gomas y polisacáridos) se utiliza en la elaboración de mayonesas y helados bajos en grasa debido a su capacidad para proporcionar textura y cremosidad a dichos alimentos. Otro polisacárido que se utiliza habitualmente como reemplazante de las grasas es el carragenato o carragenano, que tiene la capacidad de formar geles, por lo que resulta de gran interés para su aplicación en lácteos bajos en grasas o aderezos de ensalada.

Tabla 23.
Polisacáridos no digeribles que se utilizan como imitadores de grasas y ejemplos de alimentos donde se encuentran. Modificado de [141].

Polisacáridos no digeribles (fuente)	Densidad energética (kcal/g)	Ejemplos de aplicación	Funciones en los alimentos
Goma Guar (semillas de leguminosas)		Productos horneados	Retener humedad Retrasar el enranciamiento
Carragenato (algas rojas)	0	Aderezos de ensaladas	↑ Viscosidad Texturizante
Pectinas (hollejo y pieles de frutas)		Salsas	Espesante Texturizante
β-glucanos (avena y cebada)	1-4	Productos horneados	Proporcionar cuerpo y textura
Inulina (alcachofa y achicoria)	1,5	Productos horneados y postres helados	Texturizante
Fibra procedente de cereales (salvado de trigo, avena, maíz o arroz)	0	Productos horneados, queso y hamburguesas	Proporcionar cuerpo y textura

3.2. Proteínas que se utilizan como imitadores de grasas

Las proteínas son un macronutriente cuyas principales funciones en el cuerpo son la estructural (formación de tejidos y órganos) y la reguladora (a través de enzimas). Además, desde el punto de vista tecnológico, las proteínas presentan diversas propiedades funcionales (como solubilidad, viscosidad, gelificación, formación de espumas o capacidad de retención de agua) de gran interés para la elaboración de alimentos [4,143]. Por ello, las proteínas son ampliamente utilizadas como reemplazantes de grasas en una amplia variedad de productos, como son los lácteos y productos cárnicos, así como en salsas y aderezos (como la mayonesa) bajos en grasa [143]. Para ello, las proteínas se pueden emplear microparticuladas, con el fin de imitar la naturaleza física de las grasas, o en solución, proporcionando así sensación espesante/lubricante en boca [4].

Al contrario de lo que ocurre con algunos hidratos de carbono utilizados como reemplazantes de grasas, las proteínas que se utilizan con este fin son totalmente digeribles, y de hecho nuestro cuerpo las absorbe. Dicho de otra forma, incluir alimentos en la dieta que tienen en su composición imitadores de las grasas a base de proteínas hará que la ingesta de este macronutriente aumente. Además, las proteínas presentan ciertas ventajas respecto a otros reemplazantes de grasas (como es el caso de algunos hidratos de carbono), dado que permiten sustituir una mayor cantidad de grasa y, además, suelen imitar mejor las características sensoriales de dicho nutriente [144].

A continuación, se profundiza en diferentes proteínas que se utilizan habitualmente como imitadores de grasas.

Imitadores de grasa a base de proteína animal

Las proteínas de origen animal (procedentes de la carne, pescado, huevos y leche y derivados lácteos) se consideran proteínas de mayor calidad que las de origen vegetal, puesto que incluyen todos los aminoácidos esenciales (aquellos que nuestro cuerpo no puede sintetizar) y en cantidades suficientes, y tienen una digestibilidad mejor (en comparación con las proteínas de origen vegetal). Más allá de sus características nutricionales, las proteínas de origen animal presentan ciertas propiedades tecnológicas, que las convierten en un ingrediente de gran interés como sustituto de las grasas en diferentes productos alimenticios.

Una de las proteínas de origen animal que se utiliza más habitualmente con este fin es la **caseína**, que es la principal proteína de la leche. Esta proteína de alto valor biológico tiene como principal característica la capacidad de formar micelas, que pueden definirse como estructuras de forma esférica formadas por agrupación de submicelas (compuestas a su vez por 20-25 caseínas), unidas entre sí mediante enlaces hidrofóbicos, iones de calcio y fosfato cálcico [76]. Esta particular agrupación espacial hace de la caseína un potencial reemplazante de grasas en diferentes productos (**Figura 20**). Así, la caseína se utiliza para elaborar quesos (sólidos o de untar) y yogures bajos en calorías, sustituyendo parte de la grasa presente en estos alimentos. Asimismo, se ha descrito que la caseína es un imitador de la grasa adecuado para la formulación de helados bajos en calorías, proporcionando a estos productos características sensoriales (firmeza, suavidad, untuosidad o velocidad de derretido) muy similares a los helados convencionales [145].

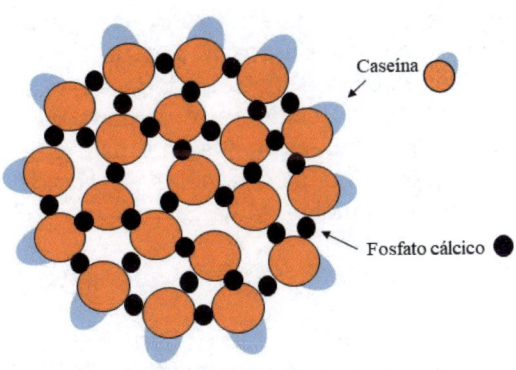

Figura 20.
Representación esquemática de la estructura de una micela de caseína.

Otra proteína de origen animal que se utiliza como reemplazante de la grasa es el **colágeno,** que es el principal componente del tejido conectivo. Esta proteína, que habitualmente es consumida a modo de suplemento nutricional, se utiliza como sustitutivo de la grasa en productos tan diferentes como derivados cárnicos (principalmente salchichas y hamburguesas) o chocolate. En este sentido, cuando es utilizado en la elaboración de salchichas, el colágeno aporta mayor humedad, mejor estabilidad y menor merma. Estos efectos se atribuyen a la mayor retención de agua tras la incorporación de colágeno, principalmente porque durante el cocinado esta proteína se convierte en gelatina [146]. Por el contrario, cuando es utilizado en la elaboración de chocolate, el colágeno se emplea para reemplazar la manteca de cacao. En este caso, el colágeno confiere al chocolate una mayor dureza, viscosidad y humedad, sin afectar de forma negativa a las propiedades sensoriales del mismo [147].

Al igual que el colágeno, la **gelatina** es otra de las proteínas de origen animal que más habitualmente se utilizan como reemplazante de grasas (de hecho, se obtiene del colágeno). A pesar de ser una proteína de origen animal, la gelatina se caracteriza por ser nutricionalmente incompleta (carece del aminoácido esencial triptófano), ser insoluble en agua y tener la propiedad de formar geles termorreversibles. Desde el punto de vista tecnológico la gelatina resulta de gran interés como sustitutivo de las grasas debido a su capacidad gelificante, elevada capacidad de retención de agua, habilidad para crear emulsiones, elasticidad y actividad espumante, entre otros. Así, la gelatina suele ser empleada en la elaboración de derivados cárnicos y yogures bajos en grasa, proporcionando a dichos productos propiedades sensoriales y tecnológicas similares a los productos convencionales [143].

Imitadores de grasa a base de proteína vegetal

En el caso de las proteínas de origen vegetal (procedentes de cereales, legumbres, y en menor medida de verduras y fruta), desde un punto de vista nutricional estas se consideran incompletas o de menor calidad que las proteínas de origen animal. Por ello, una estrategia habitual para mejorar su calidad suele ser la de

116

combinar proteínas de diferentes alimentos de origen vegetal (mezclando cereales y legumbres, por ejemplo), o combinar proteínas de origen vegetal con pequeñas cantidades de proteína de origen animal. No obstante, y a pesar de esta aparente desventaja de las proteínas de origen vegetal respecto a las de origen animal, su uso como sustitutivo de la grasa grasa está extendido a una amplia gama de productos alimenticos, siendo las más empleadas para ello la proteína de soja, el gluten y la proteína de guisante.

Es el caso de la **proteína de soja,** la cual no solo tiene una composición de aminoácidos más completa que otras proteínas de origen vegetal, sino que además se caracteriza por sus propiedades espumantes y emulsionantes. Por ello, la proteína de soja se utiliza habitualmente para la elaboración, entre otros, de lácteos y derivados cárnicos de bajo contenido en grasa. En el caso de los derivados cárnicos, la proteína de soja se utiliza principalmente en productos elaborados a partir de carne picada, haciendo que el producto sea más tierno y pierda menos cantidad de agua a la hora de su preparación [143]. Por el contrario, cuando se utiliza para la elaboración de helados, normalmente se combina con otros reemplazantes de grasas (principalmente hidratos de carbono) para mantener la cremosidad y reducir la velocidad de derretido del producto [148] (**Figura 21**).

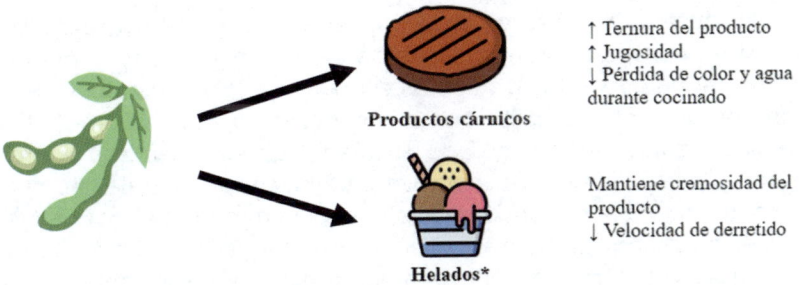

Productos cárnicos

↑ Ternura del producto
↑ Jugosidad
↓ Pérdida de color y agua durante cocinado

Helados*

Mantiene cremosidad del producto
↓ Velocidad de derretido

*Habitualmente en combinación con otros imitadores de grasas a base de hidratos de carbono.

Figura 21.
Usos y funciones de la proteína de soja como reemplazante de grasas en diferentes productos.

Otra de las proteínas de origen vegetal que se utilizan como imitadores de grasa es el **gluten,** el cual, a escala industrial, se obtiene principalmente del trigo, utilizando métodos mecánicos en los que el almidón se elimina utilizando agua. A pesar de que desde el punto de vista de la salud, el gluten es una proteína que ciertas personas deben evitar si padecen la enfermedad celíaca o tienen intolerancia al gluten, desde el punto de vista tecnológico, tiene gran interés para la elaboración de productos de panadería y repostería, en los que el gluten aporta a las masas elasticidad, esponjosidad, viscosidad y capacidad de retención de agua, entre otros [149]. Además, también se utiliza la proteína del gluten como reemplazante de grasas para elaborar diferentes productos bajos en calorías (**Figura 22**). Por ejemplo, se ha demostrado que la proteína de gluten podría reemplazar la proteína del huevo en la elaboración de mayonesa como estabilizante de la emulsión, imitando las propiedades tecnológicas y sensoriales del huevo [150]. Asimismo, es de utilidad en la elaboración de productos cárnicos bajos en grasa; en el caso de las salchichas, el gluten se utiliza como agente aglutinante (manteniendo unido el contenido del alimento) sin que afecte al color o sabor del producto final [151]. No obstante, cabe resaltar que aquellas personas que padecen la enfermedad celíaca o tienen intolerancia al gluten deberán leer bien el etiquetado de este tipo de alimentos para evitar ingestas accidentales de esta proteína.

Al igual que la proteína de soja o el gluten, la **proteína de guisante** es otra de las proteínas de origen vegetal que podemos encontrar en diferentes productos alimenticios. En concreto, la proteína de guisante se utiliza como imitador de grasas en productos cárnicos, salsas y aderezos de ensalada. En este sentido, la proteína de guisante, cuando se utiliza para la elaboración de hamburguesas, mejora la textura de estas y reduce la merma al cocinarlas. Por el contrario, en la elaboración de mayonesa o aderezos de ensalada, la proteína de guisante actúa como emulsificante, sustituyendo de forma eficaz a la yema de huevo [143].

En conclusión, las desventajas nutricionales que presentan las proteínas de origen vegetal en comparación con las de origen animal no son impedimento para que estas se utilicen con éxito como imitadores de grasa en una gran variedad de productos.

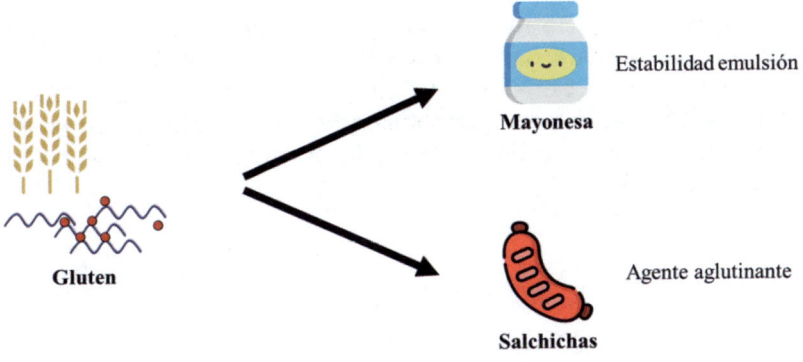

Figura 22.
*Usos y funciones del gluten como reemplazante de grasas
en la elaboración de diferentes productos.*

3.3. Lípidos que se utilizan como sustitutos de las grasas

A pesar de que pueda parecer contradictorio, también existen reemplazantes de grasas de origen lipídico: los denominados sustitutos de grasas. Estos ingredientes son esteres y poliésteres de AG pero con un aporte calórico menor [141]. Entre estos sustitutos de las grasas de uso comercial, quizás el más conocido sea **Olestra,** que fue el primer lípido no calórico comercial. Este compuesto no aporta calorías porque contiene 6 o más AG de cadena larga esterificados a la sacarosa, lo que hace que estéricamente se evite su hidrólisis por las lipasas digestivas y por tanto se evite su posterior absorción [4].

Otros sustitutos de grasas empleados en la industria alimentaria son el **Salatrim** y la **Caprenina,** ambos nombres comerciales correspondientes a productos a base de TG de aporte calórico reducido [4]. Salatrim, cuyo nombre es el acrónimo de «short-and long-chain acyl triglyceride molecules», es una mezcla de TG compuestos por un AGS de cadena larga (principalmente ácido esteárico C18:0) y distintas proporciones de AG de cadena corta (acético C2:0, propiónico C3:0 y butírico C4:0), que aportan

4,7-5,1 kcal/g [4]. De forma análoga, la Caprenina es un TG que contiene los ácidos caprílico (C6:0) y cáprico (C10:0), y el AGS de cadena larga behénico (C22:0), aportando 5 kcal/g. Estos compuestos tienen una digestibilidad reducida (de ahí su menor aporte calórico), pero propiedades físico-químicas similares a las grasas de origen [152].

4

Usos culinarios de los aceites y grasas alimentarios. La fritura

A nivel doméstico, los aceites y grasas pueden ser consumidas de forma directa, como por ejemplo cuando se come pan con mantequilla, o cuando se utiliza aceite para aliñar una ensalada. Asimismo, también pueden ser utilizadas como medio de transferencia de calor para el cocinado de otros alimentos durante la fritura y el salteado. En el salteado se emplea una pequeña cantidad de medio graso para la transferencia de calor, y por ello a veces se le llama «**pequeña fritura**». Sin embargo, en la fritura se emplean mayores cantidades y se diferencian dos modos de proceder:

- **Fritura superficial:** se emplea una cantidad pequeña de medio graso, ya que sólo una parte del alimento queda sumergido en él; por ejemplo, cuando se fríe un filete de ternera en una sartén. Para conseguir que el alimento se cocine de forma homogénca por toda su superficie es necesario darle vuelta con la ayuda de un tenedor u otro utensilio.
- **Fritura profunda:** se necesita una cantidad muchísimo mayor de medio graso, ya que el alimento ha de quedar

sumergido completamente en él; por ejemplo, cuando se fríen patatas fritas en una freidora. Esto permite que el calentamiento del alimento sea más homogéneo en toda su superficie.

En relación a este uso de aceites y grasas como medio de transferencia de calor para el cocinado de alimentos, y atendiendo a la tradición culinaria de las diferentes regiones europeas, cabe indicar que mientras que en los países de la zona mediterránea se emplea principalmente el aceite de oliva para freír y saltear alimentos, en otros países del norte y centro de Europa además de este y otros aceites vegetales como el de colza o girasol, también se emplean grasas sólidas de origen animal, como la mantequilla y la manteca de cerdo.

La fritura es un método de cocción rápido y fácil, ampliamente utilizado a nivel mundial, en el que el aceite alcanza temperaturas elevadas (150-190 °C) similares a las de un horno doméstico, las cuales provocan que el alimento frito tenga unas propiedades sensoriales muy apreciadas (color dorado, textura superficial crujiente, sabor y aroma característicos, interior jugoso...). Al ser un tratamiento térmico a elevadas temperaturas, tiene un efecto conservante sobre el alimento, ya que se destruyen los posibles microorganismos presentes, se inactivan sus enzimas y se reduce la actividad del agua en la superficie del alimento. La fritura es un proceso muy complejo, en el que se producen fenómenos de transferencia de calor y de masa entre el alimento y el aceite de fritura, y de forma simultánea el alimento se deshidrata y en la mayoría de los casos absorbe aceite (por ejemplo las patatas fritas o los churros). Esta absorción de aceite implica que el alimento frito tendrá un mayor aporte calórico en comparación con el que tendría ese mismo alimento si se cocinase mediante otro método de cocción en el que no se emplease aceite como medio de transferencia de calor (al vapor de agua, asado en horno...). Esto provoca que, desde un punto de vista nutricional, los alimentos fritos no sean los más recomendados en el contexto de una dieta saludable. Además, si para la fritura se emplean aceites ya degradados (recalentados), al ser estos absorbidos por el alimento, pueden comprometer su seguridad, así como provocar un deterioro de sus propiedades sensoriales y de su vida útil durante el almacena-

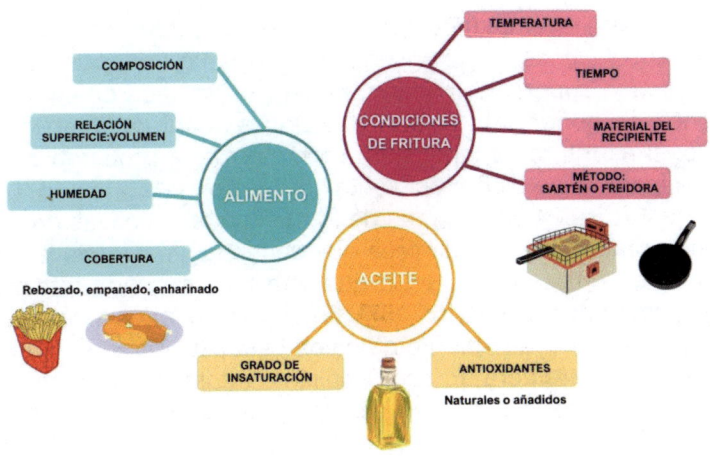

Figura 23.
Principales factores que condicionan el proceso de fritura de alimentos, dependientes de las características del aceite empleado y del alimento a freír, así como de las condiciones de fritura.

miento [153]. La seguridad del alimento frito puede verse comprometida especialmente si se emplean aceites con un perfil lipídico rico en AGP (ácido linoleico o linolénico), como por ejemplo aceite de girasol o soja, ya que debido a las altas temperaturas del proceso de fritura éstos se degradan, dando lugar a la formación de compuestos potencialmente perjudiciales para la salud, que también son absorbidos por el alimento frito [154]. En este punto, cabe adelantar que, si el proceso de fritura se realiza empleando un aceite o grasa de calidad como es el aceite de oliva, y además se siguen las recomendaciones indicadas más adelante sobre las condiciones de fritura, es posible obtener alimentos fritos más saludables y seguros.

En este apartado se abordan los cambios que se producen en el aceite y en el alimento durante el proceso de fritura, y que como se ha indicado, afectan a sus propiedades nutricionales, sensoriales e incluso a su seguridad. Tal y como puede observarse en la **Figura 23**, estos cambios dependen de diversos factores, como el tipo de aceite empleado (grado de insaturación, contenido en antioxidantes...), las características del alimento (composición lipídica, relación superficie:volumen, presencia de agua en superficie, presencia de cobertura...) y las condiciones de fritura (temperatura, tiempo, si es fritura superficial en sartén o fritura profunda en freidora, el material de dicho recipiente empleado...) [153,155-157].

En la **Figura 24** se resumen de forma esquemática las principales reacciones físicas y químicas que tienen lugar durante la fritura profunda en una freidora, en la que el alimento queda totalmente sumergido en el aceite [7,155-157]. En este caso la resistencia eléctrica, que constituye la fuente de calor, está situada en el fondo de la cubeta de la freidora. El aceite caliente transfiere su energía por convección hasta la superficie del alimento, y después este calor se transmite por conducción hasta el interior del mismo. Las reacciones se comentarán una por una en los siguientes apartados.

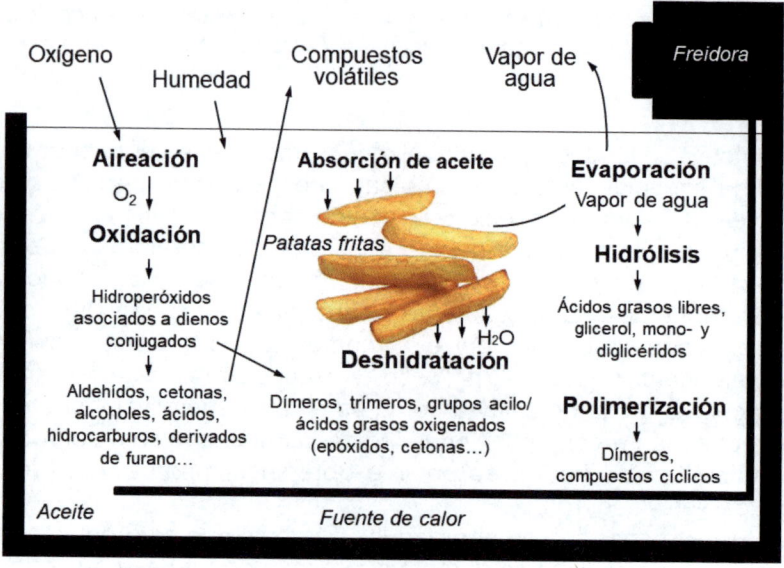

Figura 24.
Cambios físicos y químicos que tienen lugar durante la fritura de patatas en una freidora llena de aceite [7,155-157].

4.1. Cambios que se producen en el aceite o grasa durante la fritura

Los alimentos fritos desarrollan unas propiedades sensoriales muy apreciadas, como son el sabor y aroma característicos a alimento frito, una superficie exterior de color dorado y textura crujiente, mientras que la parte interior se mantiene tierna y jugosa [158]. Sin embargo, las elevadas temperaturas que se alcanzan durante la fritura (150-190 °C), y el hecho de que el aceite esté expuesto al oxígeno y a la humedad ambiental y de la del alimento, provocan que en el aceite se produzcan diversas reacciones químicas, que pueden afectar tanto a sus componentes mayoritarios (TG), como a los minoritarios (esteroles, tocoferoles, carotenoides, etc.). En la **Figura 25** se recoge de forma sencilla la evolución de todos estos cambios físicos y químicos en el aceite a lo largo del tiempo de fritura [155,156].

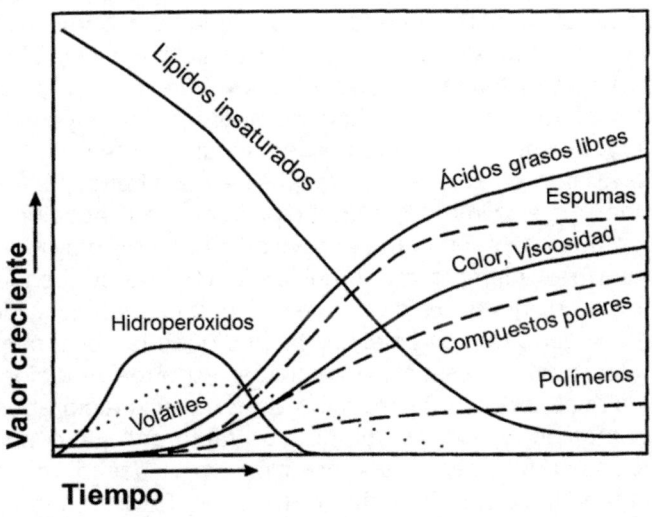

Figura 25.
Evolución de los cambios físicos y químicos en el aceite a lo largo del proceso de fritura [155,156].

Si estas reacciones se producen en el aceite de forma descontrolada, como por ejemplo cuando se reutilizan los aceites (especialmente aquellos ricos en lípidos poliinsaturados, como el de girasol o soja), los compuestos de degradación que se generan y son absorbidos por el alimento frito, pueden afectar negativamente a sus propiedades sensoriales y a su vida útil, y lo que es más importante, a su seguridad. Por ello, es fundamental conocer qué reacciones pueden suceder en el aceite durante la fritura. De forma resumida, estas tres son las principales [156,157,159]:

- **Termo-oxidación:** la oxidación lipídica a altas temperaturas consiste en una secuencia de reacciones muy compleja en la que, en presencia de oxígeno, los AGI de los TG dan lugar a la formación inicial de radicales libres. Estos, a su vez, se propagan «en cadena» generando hidroperóxidos asociados a dobles enlaces conjugados, los cuales son muy inestables y se denominan «compuestos primarios de la oxidación». Estos se acaban descomponiendo en «compuestos secundarios de la oxidación», que pueden ser volátiles o no volátiles. Los volátiles, principalmente aldehídos como por ejemplo 2,4-decadienal derivado del ácido linoleico (C18:2 ω6), son compuestos de pequeño tamaño que escapan a la atmósfera junto con el vapor de agua y contribuyen al aroma característico de la fritura. Además, una parte de estos volátiles también puede permanecer en el aceite y ser absorbida por el alimento, o participar en otras reacciones. Los compuestos secundarios no volátiles son de mayor tamaño, como por ejemplo monómeros de TG que contienen otros grupos oxigenados (epoxi, ceto, hidroxi, aldehído-glicéridos, etc.) y permanecen en el aceite, pudiendo también ser absorbidos por el alimento, o participar en otras reacciones. Es destacable que esta reacción de termo-oxidación comienza a partir de lípidos insaturados, de tal forma que cuanto más poliinsaturada sea la composición de un aceite, mayor será su tendencia a sufrir estas reacciones. En comparación con los procesos a auto-oxidación lipídica que tienen lugar a temperaturas más bajas, debido a las elevadas temperaturas que se alcanzan en el proceso de fritura, en esta última los radicales libres se forman más rápidamente y en mayores concentraciones, y los hidroperóxidos (compuestos primarios de la oxidación) apenas son detectados, ya que su velocidad de degradación es mayor que la de su formación.

- **Polimerización:** también a partir de los AGI de los TG se forman inicialmente radicales libres, que acaban dando lugar a dímeros y oligómeros de TG (cíclicos o no), que pueden contener también grupos oxigenados (epoxi, ceto, hidroxi...). La presencia de estos dímeros y oligómeros provoca que aumente la viscosidad del aceite, favorece la formación de espuma y la absorción de aceite por parte del alimento, y puede hacer que el aceite adquiera un color más oscuro poco deseable. Estos dímeros y oligómeros se forman desde el principio del calentamiento, y su formación es característica del proceso de fritura.
- **Hidrólisis:** en comparación con las anteriores reacciones, esta es menos compleja. Cuando el alimento entra en contacto con el aceite ya caliente, casi de forma inmediata el agua del alimento alcanza su punto de ebullición (100 °C) y el vapor de agua generado se introduce en el aceite caliente, provocando que los TG se hidrolicen, es decir, que se descompongan en mono- y diglicéridos, glicerol y AG («libres», es decir, no esterificados con el glicerol). Cabe señalar que esta misma reacción sucede en el aparato digestivo del ser humano durante la digestión gastrointestinal de los lípidos de cualquier alimento (véase apartado 1.2. de esta guía «Digestión y transporte de lípidos»). Aunque estos AG, mono- y diglicéridos liberados no son muy relevantes desde un punto de vista cuantitativo, se oxidan más rápidamente que cuando están presentes en sus TG de origen y favorecen la formación de humo, por lo que su presencia acelera en general el deterioro del aceite [159]. La extensión de esta reacción de hidrólisis se mide mediante la determinación de la «acidez libre», que es un parámetro muy utilizado para el control de los aceites de fritura. Esta reacción de hidrólisis se ve favorecida por la presencia de agua y una mayor relación superficie/volumen en el alimento, por la elevada temperatura de fritura y por la presencia de partículas sólidas residuales en el aceite (procedente de alimentos fritos previamente en ese mismo aceite).

Como consecuencia de estas reacciones de termo-oxidación, polimerización e hidrólisis, en el aceite se genera una **grandísima variedad de compuestos** de diferente estabilidad y peso molecular (tamaño), siendo algunos de ellos volátiles y otros no [157-159]:

- La naturaleza y concentración de los compuestos **volátiles** generados es de gran importancia ya que condicionan la calidad del aroma del aceite, y por consiguiente, también la del aroma y sabor del alimento frito en dicho aceite. Principalmente se generan aldehídos saturados e insaturados (oxigenados o no), y en menores proporciones cetonas, alcoholes, alquil-furanos, hidrocarburos y ácidos. Cabe mencionar que la concentración de estos compuestos volátiles es mínima (al nivel de partes por millón, es decir, mg de compuestos volátiles/kg de aceite) en comparación con la del resto de compuestos de degradación no volátiles que se generan. Además, debido a su bajo peso molecular, los compuestos volátiles formados durante la fritura tienden a volatilizarse y escapar a la atmósfera.

- Los compuestos **no volátiles** constituyen el grupo mayoritario de productos de degradación generados en el aceite durante la fritura. Este grupo está constituido por dímeros y oligómeros de TG (polares o no), que a su vez pueden tener o no otros grupos oxigenados en su estructura (epoxi, ceto, hidroxi...), y en menor medida también por compuestos monoméricos, es decir, monómeros de TG con grupos oxigenados en al menos una de sus tres cadenas de grupos acilo (AG esterificados con el glicerol), AG («libres») y mono- y diglicéridos derivados de la hidrólisis lipídica. También se ha descrito que durante la fritura a muy altas temperaturas en los AGI de los TG se pueden producir en pequeña extensión reacciones de isomerización, que dan lugar a AGT, y también reacciones de ciclación. Todos estos compuestos no volátiles permanecen en el aceite y pueden ser absorbidos por el alimento y posteriormente ingeridos. Los procedentes de la hidrólisis, no tienen mayor relevancia nutricional, ya que son los mismos compuestos que se generan durante la digestión lipídica en el sistema digestivo. Sin embargo, los procedentes de las otras reacciones sí que pueden tener llegar a tener un efecto negativo para la salud, si se generan en cantidades excesivas y se ingieren en abundancia de forma continuada [154].

En este contexto, en relación a los compuestos volátiles que se pueden generar, cabe indicar que si la fritura de alimentos se realiza a temperaturas excesivamente altas, se utilizan repetidamente aceites ricos en AGP y/o no se ventila adecuadamente la estancia (por ejemplo, encendiendo la campana de extracción), las emisiones o vapores que se generan pueden contener no sólo los compuestos volátiles de oxidación anteriormente citados, sino también otros considerados potencialmente perjudiciales (benceno e hidrocarburos aromáticos policíclicos, aminas heterocíclicas...). Por ello, se considera que no es saludable estar expuesto de forma intensa y continuada a esos vapores de fritura generados bajo dichas condiciones. Este tipo de exposición tan intensa y su relación con el cáncer de pulmón ha sido especialmente estudiada en poblaciones de mujeres no fumadoras residentes en zonas rurales de China [160]. En este contexto, la Agencia Internacional para la Investigación sobre el Cáncer, dependiente de la OMS, clasifica a las emisiones de la fritura a altas temperaturas como «probablemente carcinogénicas para humanos (Grupo 2A)» [161]. En este punto, cabe recordar que no hay que ser alarmistas, y que tal y como se ha mencionado anteriormente, si el proceso de fritura se realiza empleando un aceite o grasa de calidad como es el aceite de oliva (rico en AGM y compuestos minoritarios antioxidantes), y además se siguen las recomendaciones indicadas en el apartado 5.1. sobre las condiciones de fritura, es posible obtener alimentos fritos más saludables y seguros.

Cabe señalar que todas estas reacciones de degradación que suceden en el aceite durante la fritura (termo-oxidación, polimerización, hidrólisis, isomerización, ciclación, etc.), no sólo afectan a sus componentes mayoritarios, es decir a sus TG, sino que también pueden afectar a sus componentes minoritarios de la fracción insaponificable. Entre estos últimos cabe destacar los tocoferoles (vitamina F) y fitoesteroles abundantes en aceites de origen vegetal, así como el escualeno y los compuestos polifenólicos característicos del aceite de oliva (y especialmente abundantes en el AOVE), como tirosol (y su derivado oleocantal) e hidroxitirosol (y su derivado oleaceína), entre otros [59,60]. Numerosos estudios han evidenciado que estos compuestos minoritarios ejercen un efecto antioxidante durante la fritura, ya que ellos mismos se oxidan de forma preferente, para evitar que se degraden los otros componentes del aceite [162,163].

En comparación con los TG inicialmente presentes en el aceite no calentado (que son de naturaleza apolar), los compuestos formados durante la fritura presentan en general una mayor polaridad. Esta propiedad es la base de la metodología recogida por la legislación de la mayoría de países para el control de aceites reutilizados en fritura: la determinación del porcentaje de Compuestos Polares [164]. Esta normativa establece que los aceites y grasas de fritura reutilizados deben ser desechados cuando el contenido de compuestos polares es de alrededor del 25-28 %; en el caso de España concretamente del 25 % [55].

Tal y como se ha indicado anteriormente, todas las reacciones de degradación del aceite durante la fritura pueden comprometer la calidad y seguridad del aceite, y por consiguiente la del alimento frito, ya que durante el proceso el alimento absorbe aceite, tal y como se detallará en el siguiente apartado. La mayor o menor extensión de estas reacciones de degradación del aceite durante la fritura dependerá principalmente de estos factores:

- **Temperatura y tiempo** de fritura: cuanto mayores sean ambos parámetros, mayor será la degradación del aceite.
- **Número de veces** que se **reutilice** el aceite: a nivel doméstico, se recomienda realizar una fritura en superficie, es decir, en sartén y con poca cantidad de aceite, y en la medida de lo posible no reutilizar el aceite, ya que esto aumenta su deterioro. Además, en el caso de reutilizar el aceite, cabe señalar que su degradación aumenta si se realizan ciclos de enfriamiento-calentamiento, y también en los periodos en los cuales el aceite es calentado en ausencia de alimento.
- **Composición del aceite: grado de insaturación.** En relación a la composición del aceite, el factor que más condiciona las reacciones de degradación durante la fritura es el **grado de insaturación** del aceite, es decir, el número de dobles enlaces que tienen los AG mayoritarios en los TG del aceite. Cuanto más poliinsaturada sea la composición de un

aceite, mayor será su tendencia a sufrir las reacciones de termo-oxidación y polimerización [159]. Por tanto, de entre los aceites disponibles en el mercado, el aceite de oliva es el más recomendable para fritura, ya que su principal ácido graso es el oleico (C18:1 ω9), que es monoinsaturado, es decir, que sólo tiene un doble enlace en su estructura. Esto le confiere una mayor resistencia frente a la degradación en comparación con otros aceites ricos en AGP, como, por ejemplo, el aceite de girasol, cuyo principal ácido graso es el linoleico (C18:2 ω6), que es diinsaturado, o el aceite de soja, rico en AG linoleico y linolénico (C18:3 ω3), que contiene tres dobles enlaces. En un estudio en el que sometieron aceite de oliva, aceite de girasol y aceite de lino (rico en AG linolénico) a temperaturas de fritura se observó que mientras que el aceite de oliva tardaba 33 h de calentamiento en alcanzar el límite legal de uso del 25 % de contenido en Compuestos Polares [55], el aceite de girasol tardaba 17,5 h (es decir, se degradaba el doble de rápido que el aceite de oliva) y el aceite de lino tardaba 3,6 h (es decir, se degradaba casi 10 veces más rápido que el aceite de oliva) [165]. Además, se evidenció que en el aceite de oliva se generaron compuestos volátiles más saludables que en los aceites de girasol y lino. Cabe destacar que en el aceite de oliva no se generaron 4-hidroxi-2-alquenales, que son un tipo de aldehídos oxigenados potencialmente tóxicos, que pasan al alimento frito, son absorbidos en el aparato digestivo y se asocian con la aparición de numerosas enfermedades degenerativas [166]. Sin embargo, en el aceite de girasol y en el de lino sí que se formaron estos aldehídos oxigenados potencialmente tóxicos, en concentraciones significativas [165]. Entre estos compuestos, el más conocido por su potencial toxicidad es 4-hidroxi-2-nonenal, derivado del AG linoleico [166].

- **Composición del aceite: punto de humo.** Hace décadas también se consideraba de interés el **punto de humo** de cada tipo de aceite, es decir, la temperatura a la cual se desprende humo del aceite. Este humo Indica que los TG se están hidrolizando en AG («libres») y glicerol, y que dicho glicerol (1,2,3-propanotriol) da lugar a la formación de acroleína

(2-propenal), que es uno de los principales componentes del humo azulado, y es capaz de irritar la piel y las mucosas. A lo largo del propio proceso de fritura el punto de humo del aceite empleado va descendiendo, ya que la hidrólisis avanza, liberándose cada vez más AG y glicerol. El aceite de oliva tiene un punto de humo de en torno a 205 °C, el aceite de girasol a 255 °C y el aceite de soja a 242 °C. La influencia del grado de insaturación sobre el punto de humo es mínima, pero la longitud de la cadena (número de átomos de carbono de cada AG) tiene un efecto importante: los aceites que contienen AG de cadena corta tienen un punto de humo menor (por ejemplo, 190 °C en el caso del aceite de coco rico en ácido láurico), en comparación con los aceites en los que predominan AG de cadena más larga. Sin embargo, actualmente se sabe que el punto de humo no es un indicador preciso de la degradación que está sufriendo el aceite [167].

• **Composición del aceite: componentes minoritarios.** La estabilidad del aceite durante la fritura no sólo depende de sus componentes mayoritarios (especialmente del grado de insaturación de los AG de sus TG), sino también de la presencia de otros componentes **minoritarios** presentes de forma natural (tocoferoles, polifenoles, fitoesteroles...) o añadidos como aditivos antioxidantes, que pudieran ejercer un efecto antioxidante durante la fritura.

En resumen, la calidad del alimento frito (no sólo nutricional y sensorial, sino también su seguridad), dependerá de la calidad del aceite de fritura empleado. Por tanto, hay que recomendar siempre que se utilice aceite de oliva para la fritura y el salteado, y especialmente AOVE, debido a su gran estabilidad frente a la degradación a altas temperaturas. Esto se debe a su composición rica en AGM (especialmente ácido oleico, C18:1 ω9) y también en compuestos polifenólicos como tirosol, hidroxitirosol, oleocantal y oleaceína, y otros antioxidantes (vitamina E...). Además, cabe recordar que estos últimos compuestos minoritarios del aceite también pueden ser absorbidos por el alimento frito. Este hecho resulta de gran interés en el caso de los alimentos fritos en AOVE, ya que sus polifenoles están asociados con efectos positivos sobre la salud cardiovascular [163], entre otros, Además, para conseguir alimentos fritos más seguros y saludables, además de elegir el aceite adecuado, es fundamental seguir las recomendaciones del apartado 5.1. de esta guía. Así mismo, tal y como se explica en el siguiente apartado 4.2., además del fenómeno de absorción de aceite por parte del alimento frito, no hay que olvidar que los lípidos mayoritarios y minoritarios inicialmente presentes en el alimento también podrán migrar al aceite, por lo que la influencia en la calidad sucede en ambos sentidos (aceite-alimento y alimento-aceite), ya que la calidad del aceite a su vez también se verá afectada por la del alimento.

4.2. Cambios que se producen en el alimento durante la fritura

Existe una gran variedad de alimentos que pueden ser sometidos al proceso de fritura: verduras, frutas, carne o pescado, bien en estado crudo o tras haber sido sometidos a tratamientos previos como cortado, secado, rebozado, etc. [168]. Aunque desde el punto de vista nutricional no son muy recomendables debido a su elevada densidad calórica, los alimentos fritos gozan de gran popularidad no sólo por la rapidez de su elaboración, sino por las características sensoriales únicas y tan apreciadas por consumidores de todas las edades. Estas características, que no se consiguen empleando otros tipos de técnicas culinarias (cocción en microondas, hervido en agua, al vapor, etc.), son el resultado de una serie de fenómenos físicos y reacciones químicas que tienen lugar en el alimento y en los que el medio de fritura juega un papel determinante. En la **Tabla 24** aparecen de forma resumida los cambios que generalmente tienen lugar en el alimento como consecuencia de la fritura, si bien como se explica a continuación hay ciertas excepciones.

Pérdida de agua

Nada más introducir el alimento en el aceite caliente (150-190 °C), se produce un calentamiento casi instantáneo del mismo: el agua presente en la superficie del alimento alcanza rápidamente una temperatura cercana a la de la ebullición del agua (100 °C), provocando una deshidratación superficial. Por otro lado, la diferencia de humedad que se crea entre el exterior y el interior del alimento

Tabla 24.

Principales cambios que generalmente tienen lugar en los componentes del alimento como consecuencia de la fritura. Adaptado de Bordin [169].

Componente del alimento	Principales cambios provocados por la fritura
Agua	– Pérdida notable por evaporación en la superficie del alimento
Lípidos	– Cambios en el contenido total y en la composición debido al intercambio de lípidos entre el alimento y el medio de fritura (lo más habitual es que el alimento absorba aceite) – Participación en reacciones de pardeamiento no enzimático de tipo Maillard a través de productos de oxidación lipídica – Oxidación de los lípidos del propio alimento
Azúcares reductores	– Participación en la reacción de Maillard junto con aminoácidos de las proteínas
Almidón	– Gelatinización en el interior del alimento
Proteínas	– Participación en reacciones de Maillard con azúcares reductores y de tipo Maillard con productos de oxidación lipídica – Desnaturalización y/o degradación por altas temperaturas
Vitaminas y minerales	– Pequeñas pérdidas por degradación a altas temperaturas – Lixiviación al medio de fritura de vitaminas liposolubles

provoca que el agua presente en el interior se desplace hacia las capas más superficiales del alimento, donde al contactar con el aceite caliente, se evaporará creando un burbujeo superficial que provocará turbulencias en el medio de fritura [168,170]. Mientras tanto, se inicia la formación de una corteza porosa en la superficie del alimento, cuyo grosor irá aumentando a lo largo del proceso. Por el contrario, la temperatura del interior del alimento aumenta paulatinamente hasta alcanzar temperaturas próximas pero inferiores a 100 °C, lo que evita una pérdida de agua excesiva y permite que el interior del alimento permanezca tierno y jugoso. En la

Figura 26, se representan de forma esquemática los fenómenos de migración y evaporación de agua que tienen lugar en el alimento durante la fritura.

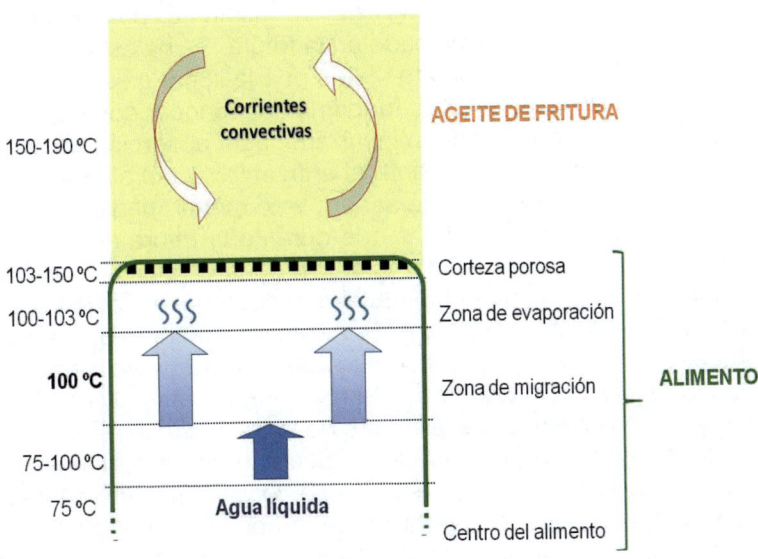

Figura 26.
Representación esquemática de los fenómenos de migración y evaporación de agua en el interior del alimento durante la fritura.

El fin del burbujeo en la superficie aceite-alimento es indicativo de la pérdida completa del agua líquida del alimento y del fin del proceso de fritura. La velocidad de deshidratación del alimento aumenta a medida que aumenta la temperatura de fritura, y la cantidad de agua que se pierde está relacionada con la duración del proceso [168]. Es importante señalar que una pérdida excesiva de humedad en el alimento implica una absorción excesiva de aceite y en un empeoramiento de la textura del alimento frito. En este sentido, se ha visto que el rebozado, empanado o enharinado previo del alimento puede minimizar la pérdida de agua que sufre éste durante su fritura [171,172].

Absorción de aceite

La anteriormente mencionada pérdida de agua que sufre el alimento durante la fritura conlleva la formación de poros, cavidades y canales en la estructura superficial del alimento, por los cuales puede penetrar el aceite empleado en la fritura. Se ha estimado que la absorción de aceite en patatas fritas puede llegar a ser hasta del 40 % en peso [157]; por ello es fundamental conocer como sucede este fenómeno para así poder minimizarlo. Esta absorción de aceite tiene lugar principalmente durante el enfriamiento del alimento frito una vez fuera de la freidora o la sartén, y en menor medida durante la propia fritura. Esto se debe a que durante la fritura el gradiente de presión creado por la evaporación del agua en el interior del alimento impide la penetración del aceite, y hace que ésta se limite a las cavidades grandes [168,172,173]. Además, a medida que avanza el proceso, la corteza generada en la superficie adquiere cierto grosor y obstaculiza el paso de aceite hacia el alimento [171,174]. Sin embargo, una vez retirado el alimento de la freidora o sartén y mientras éste se enfría, la presión interna decrece por la condensación del vapor de agua creado en el alimento, lo cual genera una especie de «vacío» o succión que favorece la absorción del aceite que estaba adherido en la superficie del alimento. Los estudios indican que, incluso a tiempos de fritura prolongados, no hay una difusión del aceite hacia el centro del alimento durante el propio proceso de fritura [173]. Se estima que el aceite penetra hasta aproximadamente 1 mm de profundidad en el alimento frito [175]. Por otro lado, conviene recordar que el secado rápido de la superficie del alimento recién frito puede reducir de forma considerable el contenido final de grasa [174]; de lo contrario, durante el enfriamiento, la cantidad de aceite adherido en superficie pasaría a ocupar los poros y canales creados en la corteza del mismo.

La absorción de aceite en el alimento depende de distintos factores, entre los que se encuentran la calidad del aceite, la temperatura y tiempo de fritura, así como el tipo de alimento y sus características de composición, forma, porosidad, entre otros [170,173]. A este respecto, los estudios han evidenciado que:

- En cuanto a la influencia de la calidad del aceite de fritura, la absorción de aceite es mayor en el caso de freír en aceites degradados (ya reutilizados) [177]. La adhesión de aceite a la superficie del alimento es mayor en el caso de los aceites degradados, no sólo por la mayor viscosidad de éstos, sino también porque la presencia de productos de degradación con mayor polaridad reduce la tensión superficial entre el aceite y el alimento [170]. Además, ciertos autores han indicado que el aceite adherido en la superficie del alimento frito puede estar más oxidado que el propio medio de fritura porque, al ser más polares, la adhesión de los productos de oxidación se ve favorecida [174].

- Si la temperatura de fritura es inferior al valor óptimo para el tipo de alimento concreto, se produce una mayor absorción de aceite y probablemente el alimento frito quede grasiento [178,179]. Esto se debe a que a bajas temperaturas la presión del vapor generado dentro del alimento es inferior a lo deseable, lo que favorece dicha absorción.

- La reducción del grosor del alimento a freír provoca una mayor relación superficie/volumen y esto favorece la adsorción de aceite en la superficie del alimento [180,181].

- La pérdida de agua del alimento durante la fritura está también relacionada con la absorción de aceite, de tal forma que a mayor contenido de agua inicial, mayor evaporación y formación de poros, y mayor absorción de aceite [178,181,182].

- Si el alimento tiene un contenido bajo en lípidos (por ejemplo, la patata) tiende a una mayor absorción de aceite, en comparación con un alimento rico en lípidos (por ejemplo, el salmón), que incluso puede llegar a ver disminuido su contenido tras la fritura, debido a la fusión de sus lípidos y migración al medio de fritura [183].

- Asimismo, se ha observado una mayor absorción de aceite cuando las mezclas de cobertura empleadas (rebozados, empanados o enharinados) contienen impulsores químicos (bicarbonato sódico) que favorecen la formación de gas y, en consecuencia, favorecen la porosidad superficial [184]. Por el contrario, si dichas mezclas de cobertura contienen ingredientes con capacidad de retención de agua (como celulosa o gomas, por ejemplo), la absorción de aceite se verá disminuida.

- Otros procesos previos a la fritura como la prefritura del alimento o su desecación pueden reducir notablemente la absorción de aceite [176].

Finalmente señalar, que la absorción de aceite de fritura no sólo implica un aumento del aporte calórico del mismo, sino también un cambio de la composición lipídica (componentes mayoritarios y minoritarios) del alimento [153,170,183]. En función del tipo del tipo de aceite o grasa empleado, de su calidad y del nivel de degradación del mismo (fresco o reutilizado), el enriquecimiento del alimento en los componentes del medio de fritura puede suponer ventajas o desventajas desde el punto de vista nutricional. Dado que la composición lipídica del alimento cambia y tiende a parecerse a la del medio de fritura empleado [153,170,183,185], la composición del aceite y grasa a emplear para freír es de gran relevancia. Por ejemplo, en el caso de emplear aceites vegetales ricos en vitamina E, el contenido de esta vitamina en los alimentos fritos aumentaría de forma significativa [172]. Esto es extensible a otros compuestos minoritarios de interés nutricional presentes en el aceite empleado para freír como pueden ser los compuestos fenólicos en el caso del AOVE, carotenoides, esteroles etc. [163,183,186]. En este contexto, cabe recordar que es fundamental emplear un aceite de fritura de calidad y fresco (no degradado), dado que, como se ha explicado en el apartado anterior, estos componentes minoritarios de gran interés se irían degradando a medida que se reutiliza el aceite.

Cambios en la textura, color y flavor

En general, la fritura proporciona a los alimentos una textura superficial crujiente y una parte interna jugosa, un color dorado superficial y un aroma y sabor (flavor) característicos que no se pueden obtener mediante otras técnicas culinarias como hervido en agua, al vapor, cocción en microondas, etc. Es importante señalar que son los aceites de fritura frescos o con niveles bajos de degradación (escasamente reutilizados) aquéllos que proporcionan a los alimentos las mejores características sensoriales, es decir, corteza fina y crujiente, color dorado, aroma y sabor agradables a frito [168].

La textura es una de las características más importantes de los alimentos fritos y el resultado de los cambios que se dan en la estructura de los mismos durante todo el proceso. La temperatura alcanzada en el interior del alimento (limitada a 100 °C por la presencia de agua) permite que éste permanezca blando y jugoso, gracias a que las proteínas se desnaturalizan y el almidón se gelatiniza [169]. Sin embargo, en el exterior del alimento, se forma una corteza crujiente debido a la rápida deshidratación superficial (Figura 26). Como se ha mencionado anteriormente, esta corteza comienza a formarse desde el primer momento de calentamiento con la aparición de los poros en la superficie, como consecuencia de la evaporación de agua. A lo largo de la fritura, el grosor de esta corteza aumenta y se extiende ligeramente desde la superficie hasta el interior del alimento, mientras que la porosidad parece disminuir. La formación de la corteza puede acelerarse aumentando la temperatura de fritura o bien reduciendo la humedad superficial del mismo (mediante el enharinado, empanado o rebozado previo), lo que conllevaría en principio una menor absorción de aceite [168]. El empleo de rebozados que se adhieren de forma óptima a la superficie del alimento favorece una rápida formación de la corteza, limitando no sólo la pérdida de humedad, sino también la absorción de aceite [176,182].

En cuanto al característico color dorado de la corteza, éste es el resultado de las distintas reacciones químicas que tienen lugar en el alimento, principalmente reacciones de pardeamiento no enzimático, tipo Maillard y caramelización de azúcares [169]. Las altas temperaturas del proceso y la evaporación de agua en la superficie del alimento favorecen este tipo de reacciones, en las que están involucrados las proteínas del alimento y los azúcares reductores presentes en superficie, así como ciertos productos de oxidación lipídica generados en el medio de fritura o en el propio alimento. Asimismo, durante el desarrollo de las reacciones químicas anteriormente citadas (reacciones tipo Maillard, caramelización de azúcares y oxidación lipídica) se generan cientos de compuestos de diferente naturaleza, entre los cuales destacan pigmentos pardos (melanoidinas), sustancias volátiles y compuestos sápidos responsables del flavor a frito. Se estima que entre el 30 y el 60 % de los compuestos volátiles responsables del aroma de los alimentos fritos derivan de la degradación de aceite [176]. Aun así, el propio alimento contribuye también al aroma final al contener precursores importantes de sustancias aromáticas, entre los que se encuentran los aminoácidos azufrados y la tiamina [176]. Es por ello que a veces es posible identificar únicamente mediante el olfato la naturaleza del alimento que se está friendo.

Como consecuencia de las reacciones químicas que se dan en el propio alimento durante la fritura, también se pueden generar ciertos compuestos potencialmente tóxicos para la salud. Entre todos ellos, destaca la acrilamida, que es un compuesto clasificado como «probable carcinógeno en humanos (grupo 2A)» por la Agencia Internacional de Investigación contra el Cáncer (IARC), al cual se está prestando especial atención en los últimos años [187-189]. Este compuesto es producto de la reacción Maillard que sucede entre el aminoácido asparagina y los azúcares reductores, y se genera principalmente al cocinar o calentar a altas temperaturas alimentos ricos en almidón y con bajo contenido en agua, como en el caso de la patata [188]. Por lo tanto, la acrilamida no sólo puede generarse durante la fritura, sino también durante el tostado, horneado, etc., como sucede por ejemplo en el café tostado y galletas horneadas. Desde 2017, se establecieron de forma legal medidas de mitigación con el fin de reducir la presencia de acrilamida en los alimentos [190]. Las condiciones de procesado y/o cocinado, así como las condiciones de almacenamiento del alimento influyen notablemente en la formación de acrilamida: se genera mayor cantidad a medida que aumenta el tiempo y la temperatura de fritura [169,191], por lo que se recomienda evitar consumir alimentos fritos con un dorado excesivo o coloraciones oscuras. Esto es aplicable también a alimentos horneados o tostados.

Pérdida de componentes del alimento por lixiviación al medio de fritura o degradación

Durante la fritura, ciertos componentes del alimento se pierden por lixiviación hacia el medio de fritura (si son liposolubles) o por degradación debido a las altas temperaturas (150-190 °C). De forma simultánea a la absorción de aceite por parte del alimento, puede tener lugar una pérdida de la grasa del propio alimento, que migra al medio de fritura [172]. Esta pérdida de sustancias lipídicas puede ser más o menos importante en función de diversos factores, como el contenido graso inicial del alimento, la distribución de dicha grasa y el tiempo de fritura. Dicha pérdida es mayor en el caso de alimentos con mayor contenido graso (por ejemplo, carnes y pescados grasos) y que presenten en su superficie mayor acumulación de grasa (grasa ventral de algunos pescados, grasa de la zona externa de un filete, etc.). De hecho, en ciertos casos, cuando la pérdida de grasa del propio alimento es mayor que la absorción de aceite de fritura, se observa un descenso del contenido en grasa del alimento tras la fritura, como suceden el caso de pescados grasos [183,185]. Además de los componentes lipídicos, en menor medida algunas moléculas hidrosolubles del alimento también podrían llegar a pasar al medio de fritura, en el caso de que fueran arrastradas por el agua de dicho alimento durante su evaporación hacia el exterior [169]. Cabe señalar que las mezclas de cobertura empleadas (rebozados, empanados o enharinados) inhiben la migración de componentes del alimento hacia el medio de fritura. En este contexto, hay que tener en cuenta que de dicha cobertura pueden desprenderse partículas que, si no se retiran mediante la filtración del aceite, sufrirán reacciones de pirolisis, adquiriendo una coloración oscura e impartiendo sabores amargos al alimento frito [176].

Por otro lado, la lixiviación de componentes lipídicos del alimento hacia el medio de fritura influye en la calidad de este último y en la calidad de los alimentos que pudieran ser fritos a posteriori en el mismo aceite [170,176]. Por ejemplo, alimentos de origen vegetal fritos en aceites vegetales reutilizados, en los cuales se han frito anteriormente alimentos de origen animal, pueden llegar a contener colesterol, que es el principal esterol presente en estos últimos y prácticamente ausente de forma natural en los primeros [170]. Asimismo, la presencia en el aceite de fritura de fosfolípidos provenientes del alimento o de minerales como iones sodio o potasio contribuye entre otros a la formación de espuma. El enriquecimiento del medio de fritura con los pigmentos o productos de la reacción de Maillard lixiviados favorecen el oscurecimiento del aceite empleado para freír [168,176]. Incluso la propia degradación del medio de fritura podría verse acelerada o inhibida en caso de migrar desde el alimento metales traza, lípidos con un alto grado de insaturación o compuestos con potencial actividad antioxidantes, como la vitamina E (liposoluble), compuestos fenólicos presentes en especias aromáticas, etc. [170].

Aunque la fritura es una técnica culinaria que permite preparar los alimentos muy rápidamente, las altas temperaturas alcanzadas pueden favorecer la degradación de componentes termosensibles presentes en el alimento, algunos de los cuales son de interés nutricional. Por ejemplo, diversos estudios han observado un descenso en los alimentos del contenido de vitamina C, vitamina B1 (tiamina), riboflavina (vitamina B2) y piridoxina (vitamina B6) tras la fritura [176], si bien parece que el descenso es menor que con otros métodos de cocinado [172]. Además, teniendo en cuenta que el interior del alimento está a temperaturas próximas a 100 °C, la degradación de nutrientes tiene lugar en mayor medida en la zona más superficial, que está en contacto directo con el medio de fritura que se encuentra a 150-190 °C [169].

5

Recomendaciones generales sobre el uso culinario y almacenamiento de aceites y grasas

5.1. Recomendaciones de uso de los aceites y grasas para la fritura de alimentos

A continuación, de acuerdo a todo lo expuesto en apartados anteriores, se indican algunas recomendaciones a tener en cuenta durante la fritura de alimentos con objeto de conseguir alimentos fritos más saludables y sostenibles:

- Emplear como medio de fritura un aceite de calidad con un buen perfil nutricional y con una alta resistencia a la degradación (aceites ricos en AGM y pobres en AGP y con un alto contenido en compuestos antioxidantes), ya que esto condiciona la calidad nutricional y organoléptica, así como la seguridad de los alimentos fritos. Entre las distintas posibilidades del mercado, sin lugar a dudas, se recomienda el empleo de aceite de oliva, especialmente el virgen extra (AOVE), no solo por su gran estabilidad oxidativa debido a su elevado contenido en AGM y otros compuestos minoritarios antioxidantes, sino también porque entre estos últimos se encuentran determinados compuestos polifenólicos (tirosol, hidroxitirosol...) a los que además se les atribuyen propiedades beneficiosas para la salud.

- Secar bien los alimentos con exceso de humedad antes de introducirlos en la freidora o sartén.
- Evitar un recubrimiento (enharinado, rebozado y empanado) excesivo del alimento a freír con el fin de que no se desprendan partículas que favorezcan el oscurecimiento del aceite, la formación de espumas y de humo, entre otros. En caso de reutilizar el aceite (lo cual no es recomendable), filtrar antes para retirar los restos de frituras anteriores.
- No se recomienda añadir sal antes de freír el alimento ni durante la fritura porque pueden contener impurezas que favorezcan la degradación del aceite. Añadir la sal a los alimentos una vez estén fritos.
- No introducir el alimento cuando el aceite todavía está frío y evitar freír simultáneamente una cantidad excesiva de alimento, ya que esto provoca un enfriamiento del aceite. Así se reduce la absorción de aceite por parte del alimento.
- Evitar sobrecalentar el aceite porque esto provoca la generación de humo blanco-azulado. Su aparición indica que se han alcanzado temperaturas iguales o superiores al punto de humo del aceite empleado. En este sentido, siempre se recomienda que la temperatura del aceite no sobrepase 180 °C.
- Controlar el tiempo de fritura del alimento y evitar que su superficie adquiera coloraciones oscuras. Se recomienda que el alimento frito tenga un color dorado muy claro.
- Nada más finalizar la fritura, es fundamental sacudir el alimento recién frito para retirar la mayor cantidad posible de aceite adherido en superficie. Inmediatamente después envolver los alimentos con papel absorbente. Esto minimizará la absorción de aceite por parte del alimento durante su

enfriamiento, y por tanto reducirá su contenido final de grasa y su aporte calórico.

- Evitar en la medida posible reutilizar el aceite para freír alimentos y/o conservar aceites ya calentados para usos posteriores.
- En el caso de usar la freidora y tenerla encendida durante largos periodos de tiempo, se recomienda que, cuando no se estén friendo alimentos, se baje al mínimo la temperatura del aceite y se cubra con la tapa para limitar el contacto con el oxígeno.
- Con el fin de generar la menor cantidad posible de residuos, se recomienda no emplear volúmenes excesivos de aceite y ajustarlos a la cantidad de alimento a freír.
- Es fundamental desechar correctamente el aceite de fritura en un punto limpio para la recogida de residuos específicos para aceites y grasas, y no verterlo por el desagüe de la fregadera, ya que se estima que 1 litro de aceite puede llegar a contaminar hasta 1.000 litros de agua. Asimismo, el aceite de fritura utilizado no debe mezclarse con aceites de motor o grasas industriales.

5.2. Recomendaciones para el almacenamiento de aceites en el hogar

Durante el almacenamiento de aceites a nivel doméstico, a pesar de que las temperaturas son mucho más bajas que durante el proceso de fritura, su calidad también puede verse comprometida. Tal y como se ha explicado en el apartado 4.1., una de las principales causas de deterioro de la calidad de cualquier aceite comestible es la oxidación lipídica, que cuando tiene lugar a bajas temperaturas suele denominarse auto-oxidación lipídica. Esta compleja secuencia de reacciones provoca que los lípidos insaturados se degraden, afectando a sus propiedades nutricionales y organolépticas (olor, sabor, color), así como a su seguridad (si se generan compuestos poco saludables). Cuando la auto-oxidación ya ha avanzado, se forman, entre otros, compuestos volátiles, algunos de los cuales son percibidos por el consumidor mediante el olfato como un «olor desagradable» o «rancio» [159]. De forma resumida, la velocidad de esta auto-oxidación depende de diversos factores:

- Presencia de oxígeno, luz, humedad o calor, que aceleran la oxidación.
- Composición del aceite: el grado de insaturación de los AG mayoritarios en los TG es un factor crucial, de tal forma que los aceites más ricos en AGP (como el aceite de girasol rico en AG linoleico, o el aceite de soja rico en AG linoleico y linolénico) se oxidan mucho más rápido que los ricos en AGM (como el aceite de oliva rico en AG oleico). Por ello, tal y como se ha indicado anteriormente, se recomienda el consumo de aceite de oliva tanto de forma directa (como aderezo en crudo), como para la fritura u otros usos culinarios.
- Tecnología empleada en la producción del aceite y su envasado.
- Condiciones ambientales en las que se conserve el aceite.

En este contexto, estas serían las principales recomendaciones para realizar un adecuado **almacenamiento** de aceites a nivel doméstico:

- A ser posible, comprar la cantidad de aceite necesaria para consumir en los próximos 1-3 meses, para así evitar que el aceite esté mucho tiempo almacenado sin ser consumido.
- Una vez comprado, guardar los envases de aceite en un lugar oscuro, fresco y seco, es decir, protegidos de la luz, el calor y la humedad. Por tanto, los envases tienen que estar lejos de radiadores, quemadores, ventanas o sitios húmedos. Además, en caso de que los envases sean transparentes, se pueden proteger con una cubierta opaca, como por ejemplo, papel de aluminio.
- La temperatura recomendada para conservar el aceite es de entre 13 y 25 °C. Si se almacena a una temperatura inferior, por ejemplo, en el frigorífico a 4-7 °C, se puede evitar la oxidación. Sin embargo, en el caso de los aceites no filtrados, como algunos AOVE, a estas bajas temperaturas una parte de la grasa y de las partículas en suspensión pueden solidificarse y hacerse visibles como unas gotitas cristalizadas

que se adhieren al envase frío. Cabe destacar que este es un proceso reversible que no afecta en absoluto a la calidad del AOVE.

- Durante el almacenaje hay que mantener los envases de aceite alejados de olores fuertes, como pueden ser los debidos a pinturas, detergentes, humos o vapores generados al cocinar, etc., porque dependiendo del tipo de envase el aceite, éste puede «absorber» estos aromas desagradables.
- Antes de abrir los envases por primera vez, comprobar que están cerrados herméticamente.
- Una vez abierto el envase de aceite, cerrarlo bien entre uso y uso, y consumirlo lo antes posible (a ser posible en el plazo de 1 a 3 meses después de abierto).
- En los envases de aceite ya abiertos hay que intentar limitar el espacio libre en su interior, ya que el oxígeno presente acelera la oxidación del aceite. Por tanto, en caso de comprar envases muy grandes (por ejemplo, garrafas de 5 litros), se recomienda trasvasar el aceite a recipientes más pequeños de vidrio oscuro aptos para uso alimentario. Estos recipientes más pequeños también han de almacenarse en un lugar oscuro, fresco y seco. Hay que evitar los recipientes de hierro, ya que este favorece la oxidación.

6

Bibliografía

1. Badui Dergal S. Química de los alimentos. Pearson Educación, México, 2016.
2. Belitz H. D., Grosch W., Schieberle P. Food chemistry. Springer Science & Business Medi, 2008.
3. Rodriguez V.M., Simón E. Bases de la alimentación humana. Netbiblo, La Coruña, 2008.
4. Damodaran S., Parkin K.L. Fennema. Química de los alimentos. Acribia, Zaragoza, 2019.
5. Graciani C. Los aceites y grasas: Composición y propiedades. AMV, Madrid, 2006.
6. Decreto 2484/1967, de 21 de septiembre, por el que se aprueba el texto del Código Alimentario Español.
7. Akoh C.C. (Ed). Food lipids: chemistry, nutrition, and biotechnology. CRC press, 2017.
8. Lawson H. Aceites y grasas alimentarios: Tecnología, utilización y nutrición. Acribia, Zaragoza, 1994.
9. Baltes W. Química de los Alimentos. Acribia, Zaragoza, 2006.
10. Joint FAO/WHO Expert Consultation. Fats and Fatty Acids in Human Nutrition: Report of an EXPERT consultation. In Proceedings of the Joint FAO/WHO Expert Consultation, Rome, Italy, 25–29 January 2010.

11. Molina Montes M.E., Martín Islán A.P. (2010). Ácidos grasos esenciales. Omega-3 y Omega-6. *Offarm*, 29(1), 66-72.

12. Fave G., Coste T.C., Armand M. (2004). Physicochemical properties of lipids: new strategies to manage fatty acid bioavailability. *Cell Mol Biol*, 50(7), 815-832.

13. Jandacek R.J., Whiteside J.A., Holcombe B.N., Volpenhein R. A., et al. (1987). The rapid hydrolysis and efficient absorption of triglycerides with octanoic acid in the 1 and 3 positions and long-chain fatty acid in the 2 position. *Am J Clin*, 45(5), 940-945.

14. Mattson F.H., Volpenhein R. A. (1964). The digestion and absorption of triglycerides. *J. Biol Chem*, 239(9), 2772-2777.

15. Christensen M.S., Høy C.E., Becker C.C., Redgrave T.G. (1995). Intestinal absorption and lymphatic transport of eicosapentaenoic (EPA), docosahexaenoic (DHA), and decanoic acids: dependence on intramolecular triacylglycerol structure. *Am J Clin*, 61(1), 56-61.

16. Ibañez Moya F.C. Nutrición y dietética. De la teoría a la práctica. Ediciones Eunate, Pamplona, 2017.

17. Laso Guzmán F.J. Introducción a la medicina clínica. Elsevier Masson, Barcelona, 2020.

18. Milton-Laskibar I, Portillo Baquedano M.P. Obesitatea eta hari lotutako gaixotasunen dietoterapia. Unibertsitateko eskuliburuak. Euskal Herriko Unibertsitatea, Argitalpen Zerbitzua, 2022.

19. Eckel R.H., Jakicic J.M., Ard J.D., de Jesus J.M., et al. (2014). 2013 AHA/ACC guideline on lifestyle management to reduce cardiovascular risk: A report of the American College of Cardiology/American Heart Association Task Force on Practice Guidelines. *Circulation*, 129, S76-S99.

20. Simón E., Rodriguez B., Labayen I. Elikagaiak, elikadura eta dietetika. Udako Euskal Unibertsitatea, Bilbo, 2007.

21. Raymond J.L., Couch S.C. Tratamiento nutricional médico en las enfermedades cardiovasculares. Krause Dietoterapia. Elsevier, Barcelona, 2013.

22. Ramirez Tortosa M.C., Aguilera García C.M., Mesa García M.D. Nutrición y control de factores de riesgo cardiovascular. Tratado de Nutrición. Editorial Médica Panamericana, Madrid, 2012.

23. Maki K.C., Dicklin M.R., Kirkpatrick C.F. (2021). Saturated fats and cardiovascular health: Current evidence and controversies. *J Clin Lipidol*, 15(6), 765-772.

24. Rosa C de O., Dos Santos C.A., Leite J.I., Caldas A.P. et al. (2015). Impact of nutrients and food components on dyslipidemias: what is the evidence? *Adv Nutr*, 6(6), 703-711.

25. Gillingham L.G., Harris-Janz S., Jones P.J. (2011). Dietary monounsaturated fatty acids are protective against metabolic syndrome and cardiovascular disease risk factors. *Lipids*, 46(3), 209-28.
26. Lopes L.L., Peluzio M.C.G., Hermsdorff H.H.M. (2016). Monounsaturated fatty acid intake and lipid metabolism. *J Vasc Bras*, 15(1), 52-60.
27. Motoyama K.R., Curb J.D., Kadowaki T., El-Saed A., et al. (2009). Association of serum n-6 and n-3 polyunsaturated fatty acids with lipids in 3 populations of middle-aged men. *Am J Clin*, 90(1), 49-55.
28. Ooi E.M.M., Watts G.F., Ng T.W.K., Barrett P.H.R. (2015). Effect of Dietary Fatty Acids on Human Lipoprotein Metabolism: A Comprehensive Update. *Nutrients*, 7(6), 4416–4425.
29. Risérus U., Willett W.C., Hu F.B. (2009). Dietary fats and prevention of type 2 diabetes. *Prog Lipid Res*, 48(1), 44-51.
30. Calvo M.V., Castro-Gómez M.P., García-Serrano A., Rodríguez-Alcalá L.M., et al. (2014). Grasa láctea: una fuente natural de compuestos bioactivos. *Alim Nutri Salud*, 21(3), 57-63.
31. World Health Organization (WHO). Nutrition: Trans fat. Disponible en: https://www.who.int/news-room/questions-and-answers/item/nutrition-trans-fat
32. Chen J., Liu H. (2020). Nutritional Indices for Assessing Fatty Acids: A Mini-Review. *In J Mol Sci*, 21(16), 5695.
33. Schwingshackl L., Zähringer J., Beyerbach J., Werner S.S., et al. (2021). Total Dietary Fat Intake, Fat Quality, and Health Outcomes: A Scoping Review of Systematic Reviews of Prospective Studies. *Ann Nutr Metab*, 77(1), 4-15.
34. Ruiz E., Ávila J.M., Castillo A., Valero T., et al. (2015). Energy Intake, Profile, and Dietary Sources in the Spanish Population: Findings of the ANIBES Study. *Nutrients*, 7, 4739-4762.
35. Eilander A., Harika R.K., Zock P.L. (2015). Intake and sources of dietary fatty acids in Europe: Are current population intakes of fats aligned with dietary recommendations? *Eur J Lipid Sci Technol*, 117(9), 1370-1377.
36. Mohatar-Barba M., López-Olivares M., Fernández-Gómez E., Luque-Vara T., et al. (2022). Caloric and Lipid Profiles in the Spanish Population of North Africa. *Foods*, 11(8), 1140.
37. Ministerio de Agricultura, Pesca y Alimentación. Informe del consume alimentario en España 2021. Disponible en: https://www.mapa.gob.es/es/alimentacion/temas/consumo-tendencias/informe-consumo-alimentario-2021-baja-res_tcm30-624017.pdf
38. Fundación Mapfre. Uso de suplementos nutricionales en la población española. Disponible en: https://documentacion.fundacion-mapfre.org/documentacion/publico/es/catalogo_imagenes/grupo.do?path=1111117

39. International Olive Oil Council. Disponible en: https://www.internatio-nalotliveoil.org/

40. Ministerio de Agricultura, Pesca y Alimentación. Recopilaciones legislativas monográficas: Principales disposiciones aplicables a los aceites vegetales comestibles. https://www.mapa.gob.es/es/alimen-tacion/legislacion/recopilaciones-legislativas-monograficas/aceites. aspx

41. Real Decreto 227/2008, de 15 de febrero, por el que se establece la normativa básica referente a los paneles de catadores de aceite de oliva virgen.

42. Reglamento de la Comisión Europea (UE) n° 1129/2011 de 11 de noviembre de 2011 por el que se modifica el anexo II del Reglamento (CE) n o 1333/2008 del Parlamento Europeo y del Consejo para establecer una lista de aditivos alimentarios de la Unión.

43. Di Giovacchino, L. Technological Aspects. En: Harwood, J., Aparicio, R. (Eds) Handbook of Olive Oil. Springer, Boston, 2000.

44. Wan P.J., Wakelyn P.J. (Eds). Technology and Solvents for Extracting Oilseeds and Nonpetroleum oils. American Oil Chemists' Society Press, 1997.

45. Martínez-Force E., Dunford N.T., Salas J.J. (Eds). Sunflower: Chemistry, Production, Processing, and Utilization. Academic Press and American Oil Chemists' Society Press, 2015.

46. Sayago A., Marín M.I., Aparicio R., Morales, M.T. (2007). Vitamin E and vegetable oils. *Grasas y Aceites*, 58(1), 74-86.

47. Rizvi S., Raza S.T., Ahmed F., Ahmad A., et al. (2014). The role of vitamin E in human health and some diseases. *Sultan Qaboos Univ Med J*, 14(2), e157-165.

48. Poli A., Marangoni F., Corsini A., Manzato E., et al. (2021). Phytosterols, Cholesterol Control, and Cardiovascular Disease. *Nutrients*, 13(8), 2810.

49. Ostlund R.E. Jr. (2007). Phytosterols, cholesterol absorption and healthy diets. *Lipids*, 42(1), 41-45.

50. Codex Standards for Fats and Oils from Vegetable Sources (33-1981. 210-1999). Disponible en: https://www.fao.org/3/y2774e/y2774e04.htm

51. Naik B., Kumar V. (2014). Cocoa Butter and Its Alternatives: A Review. *JBET*, 1, 7–17.

52. Grompone M.A. Sunflower and High-Oleic Sunflower Oils. In: Bailey's Industrial Oil and Fat Products. Wiley, New Jersey, 2020.

53. Food and Drug Administration (FDA). (2018). FDA completes review of qualified health claim petition for oleic acid and the risk of coronary heart disease. CFSAN Constituent Updates.

54. Romano R., Filosa G., Pizzolongo F., Durazzo A., et al. (2021). Oxidative stability of high oleic sunflower oil during deep-frying process of purple potato Purple Majesty. *Heliyon*, 7(3), e06294.
55. BOE (Boletín Oficial del Estado), 31/01/1989, núm. 26, p. 2665. Orden de 26 de enero de 1989 por la que se aprueba la Norma de Calidad para los Aceites y Grasas Calentados.
56. Verleyen T., Forcades M., Verhe R., Dewettinck K. et al. (2002). Analysis of free and esterified sterols in vegetable oils. *JAOCS*, 79(2), 117-122.
57. Messina M., Shearer G., Petersen K. (2021). Soybean oil lowers circulating cholesterol levels and coronary heart disease risk, and has no effect on markers of inflammation and oxidation. *Nutrition*, 89, 11343.
58. Pérez-Rodrigo C., Aranceta J. (2016). Olive Oil: Its Role in the Diet. *Encycl Food Health*, 158-166.
59. Jimenez-Lopez C., Carpena M., Lourenço-Lopes C., Gallardo-Gomez M., et al. (2020). Bioactive Compounds and Quality of Extra Virgin Olive Oil. *Foods*, 9(8), 1014.
60. Nediani, C., Ruzzolini, J., Romani, A., Calorini, L. (2019). Oleuropein, a Bioactive Compound from Olea europaea L., as a Potential Preventive and Therapeutic Agent in Non-Communicable Diseases. *Antioxidants*, 8(12), 578.
61. Absalome M.A., Massara C.C., Alexandre A.A., Gervais K., et al. (2020). Biochemical properties, nutritional values, health benefits and sustainability of palm oil. *Biochimie*, 178, 81-95.
62. Gesteiro E., Galera-Gordo J., González-Gross M. (2018). Aceite de palma y salud cardiovascular: consideraciones para valorar la literatura. *Nutr Hosp*, 35(5), 1229-1242.
63. Pham, L. J. (2016). Coconut (cocos nucifera). In Industrial oil crops (pp. 231-242). AOCS Press.
64. Liu R., Guo X., Cheng M., Zheng L., et al. (2019). Effects of chemical refinement on the quality of coconut oil. *Journal of food science and technology*, 56, 3109-3116.
65. Ng Y.J., Tham P.E., Khoo K.S., Cheng C.K., et al. (2021). A comprehensive review on the techniques for coconut oil extraction and its application. *Bioprocess Biosyst Eng*, 44(9), 1807-1818.
66. Deen A., Visvanathan R., Wickramarachchi D., Marikkar N., et al. (2021). Chemical composition and health benefits of coconut oil: an overview. *J Sci Food Agric*, 101(6), 2182-2193.
67. Lukić M., Lukić I., Moslavac T. (2021). Sterols and Triterpene Diols in Virgin Olive Oil: A Comprehensive Review on Their Properties and Significance, with a Special Emphasis on the Influence of Variety and Ripening Degree. *Horticulturae*, 7(11), 493.

68. García-González A., Quintero-Flórez A., Ruiz-Méndez M.V., Perona, J.S. (2023). Virgin Olive Oil Ranks First in a New Nutritional Quality Score Due to Its Compositional Profile. *Nutrients*, 15(9), 2127.

69. Steinberg F.M., Bearden M.M., Keen C.L. (2003). Cocoa and chocolate flavonoids: implications for cardiovascular health. *J Am Diet Assoc*, 103(2), 215-223.

70. Lentjes M.A., Welch A.A., Mulligan A.A., Luben R.N., et al. (2014). Cod liver oil supplement consumption and health: cross-sectional results from the EPIC-Norfolk cohort study. *Nutrients*, 6(10), 4320-4337.

71. Base de datos Española de Composición de Alimentos. Disponible en: https://www.bedca.net/bdpub/

72. Gao H., Geng T., Huang T., Zhao Q. (2017). Fish oil supplementation and insulin sensitivity: a systematic review and meta-analysis. *Lipids in health and disease*, 16(1), 131.

73. Calder P.C. (2012). Mechanisms of Action of (n-3) Fatty Acids. *J Nutr*, 142(3), 592S-599S.

74. Guillén M.D., Carton I., Salmeron J., Casas C. (2009). Headspace composition of cod liver oil and its evolution in storage after opening. First evidence of the presence of toxic aldehydes. Food Chemistry, 114(4), 1291-1300.

75. Mohan D., Mente A., Dehghan M., Rangarajan S., et al. (2021). Associations of Fish Consumption With Risk of Cardiovascular Disease and Mortality Among Individuals With or Without Vascular Disease From 58 Countries. *JAMA Intern Med*, 181(5), 631-649.

76. Spreer E. Lactología Industrial. Editorial Acribia, Zaragoza, 1991.

77. Codex Standards for Butter (279-1971). Disponible en: http://files.foodmate.com/2013/files_945.html

78. Legrand P. (2008). Intérêt nutritionnel des principaux acides gras des lipides laitiers. *Sci Aliment*, 28, 34-43.

79. Juárez M., Fontecha J. Componentes bioactivos de la grasa láctea. Disponible en: https://digital.csic.es/bitstream/10261/155429/1/Componentes-lacteos.pdf

80. Hirahatake K.M., Astrup A., Hill J.O., Slavin J.L., et al. (2020). Potential Cardiometabolic Health Benefits of Full-Fat Dairy: The Evidence Base. *Adv Nutr*, 11(3), 533-547.

81. López Martínez M.C., López García de la Serna H. Grasas y aceites. Tratado de Nutrición. Editorial Panamericana, Madrid, 2012.

82. Agencia Española de Seguridad Alimentaria y Nutrición (AESAN). Recomendaciones dietéticas saludables y sostenibles. Disponible en: https://www.aesan.gob.es/AECOSAN/docs/documentos/nutricion/Informe_AGT2015.pdf

83. Borrador de Real Decreto sobre Regulación de la Publicidad de Alimentos y Bebidas dirigida al público infantil. Disponible en: https://www.boe.es/doue/2019/110/L00017-00020.pdf

84. Bhattacharya, S. Snack Foods: Processing and Technology. Academic Press, 2022.

85. Myrie S.B., Jones, P.J.H. Functional foods and obesity. In Functional Foods (pp. 234-260). Woodhead Publishing, 2011.

86. Marten B., Pfeuffer M., Schrezenmeir J. (2006). Medium-chain triglycerides. *Int Dairy J*, 16, 1374-1382.

87. Poppitt S.D., Strik C.M., MacGibbon A.K., McArdle B.H., et al. (2010). Fatty acid chain length, postprandial satiety and food intake in lean men. *Physiol Behav*, 101(1), 161-167.

88. Lordan R., Tsoupras A., Mitra B., Zabetakis I. (2018). Dairy Fats and Cardiovascular Disease: Do We Really Need to be Concerned? *Foods*, 7(3), 29.

89. Sendra E. (2020). Dairy Fat and Cardiovascular Health. *Foods*, 9(6), 838.

90. Giosuè A., Calabrese I., Vitale M., Riccardi G., et al. (2022). Consumption of Dairy Foods and Cardiovascular Disease: A Systematic Review. *Nutrients*, 14(4), 831.

91. Bechthold A., Boeing H., Schwedhelm C., Hoffmann G., et al. (2019). Food Groups and Risk of Coronary Heart Disease, Stroke and Heart Failure: A Systematic Review and Dose-Response Meta-Analysis of Prospective Studies. *Crit Rev Food Sci Nutr*, 59, 1071-1090.

92. Kalač P., Samková E. (2010). The effects of feeding various forages on fatty acid composition of bovine milk fat: A review. *Czech J Anim Sci*, 55, 521-537.

93. Van Deuren T., Blaak E.E., Canfora E.E. (2022). Butyrate to combat obesity and obesity-associated metabolic disorders: Current status and future implications for therapeutic use. *Obes Rev*, 23(10), e13498.

94. Gomez-Cortes P., Fuente M.A. (2020). Origen metabólico y propiedades bioactivas de ácidos grasos ramificados e impares en leche de rumiantes. Revisión. *Rev mex de cienc pecuarias* 11(4), 1174-1191.

95. Abdoul-Aziz S.K.A., Zhang Y., Wang J. (2021). Milk Odd and Branched Chain Fatty Acids in Dairy Cows: A Review on Dietary Factors and Its Consequences on Human Health. *Animals*, 11(11), 3210.

96. Chardigny J.M., Destaillats F., Malpuech-Brugère C., Moulin J., et al. (2008). Do trans fatty acids from industrially produced sources and from natural sources have the same effect on cardiovascular disease risk factors in healthy subjects? Results of the trans Fatty Acids Collaboration (TRANSFACT) study. *Am J Clin Nutr*, 87(3), 558-566.

97. Bendsen N.T., Christensen R., Bartels E.M., Astrup A. (2011). Consumption of industrial and ruminant trans fatty acids and risk of coronary heart disease: a systematic review and meta-analysis of cohort studies. *Eur J Clin Nutr*, 65(7), 773-783.

98. Real Decreto 271/2014, de 11 de abril, por el que se aprueba la Norma de Calidad para el yogur o yoghourt.

99. Tenorio-Jiménez C., Martínez-Ramírez M.J., Gil A., Gómez-Llorente C. (2020). Effects of Probiotics on Metabolic Syndrome: A Systematic Review of Randomized Clinical Trials. *Nutrients*, 12(1), 124.

100. Santos D., Bedani R., Dorea Lima E., Marta Isay Saad S. (2020). Impact of probiotics and prebiotics targeting metabolic syndrome. *J Funct Foods*, 64, 103666.

101. Chen M., Li Y., Sun Q., Pan A., et al. (2016). Dairy fat and risk of cardiovascular disease in 3 cohorts of US adults. *Am J Clin Nutr*, 104(5), 1209-1217.

102. Petyaev I.M., Bashmakov Y.K. (2012). Could cheese be the missing piece in the French paradox puzzle? *Medical hypotheses*, 79(6), 746-749.

103. Fundación Española de Nutrición (FEN). Huevo. Disponible en: https://www.fen.org.es/MercadoAlimentosFEN/pdfs/huevos.pdf

104. Gao Z., Zhang J., Li F., Zheng J., et al. (2021). Effect of oils in feed on the production performance and egg quality of laying hens. *Animals*, 11, 3482.

105. Moreiras O., Carbajal A., Forneiro L.C., Vives C. Tabla de composición de alimentos. Guía de Prácticas. 10ª edición. Ed. Pirámide, Madrid, 2006.

106. Carbajal A. (2006). Calidad nutricional de los huevos y relación con la salud. *Revista de Nutrición Práctica*, 10, 73-76.

107. Nestel P.J., Mori T.A. (2022). Dietary patterns, dietary nutrients and cardiovascular disease. *Rev Cardiovasc Med*, 23(1), 17.

108. Kang J.W., Zivkovic A.M. (2022). Are eggs good again? A precision nutrition perspective on the effects of eggs on cardiovascular risk, taking into account plasma lipid profiles and TMAO. *J Nutr Biochem*, 100, 108906.

109. Drouin-Chartier J.P., Chen S., Li Y., Schwab AL, et al. (2020). Egg consumption and risk of cardiovascular disease: three large prospective US cohort studies, systematic review, and updated meta-analysis. *BMJ*, 368, m513.

110. Informe del Comité Científico de la Agencia Española de Seguridad Alimentaria y Nutrición (AESAN) de revisión y actualización de las Recomendaciones Dietéticas para la población española Disponible en: https://www.aesan.gob.es/AECOSAN/web/seguridad_alimentaria/subdetalle/todos_informes.htm

111. Food and Agriculture Organization of the United Nations (FAO), 2021. Food Outlook. Biannual report on global food markets. Disponible en https://reliefweb.int/sites/reliefweb.int/files/resources/cb4479en.pdf

112. Alfaia C.M., Lopes P.A., Madeira M.S., Pestana J.M., et al. (2019). Current feeding strategies to improve pork intramuscular fat content and its nutritional quality. Adv. *Food Nutr*, 89, 53-94.

113. International Society for the Study of Fatty Acids and Lipids (ISSFAL). (2004). Recommendations for Dietary Intake of Polyunsaturated Fatty Acids in Healthy Adults. Disponible en: https://www.issfal.org/assets/issfal%2003%20pufaintakereccomdfinalreport.pdf

114. Mataix Verdú J., García Diz L., Mañas Almendros M., Martínez de Victoria E., et al. Tabla de composición de alimentos. Editorial Universidad de Granada, Granada, 2009.

115. Salter A. M. (2013). Dietary fatty acids and cardiovascular disease. *Animal*, 7(1), 163-171.

116. Pérez-Llamas F., Carbajal A., Martínez C., Zamora S. (2012). Concepto de dieta prudente. Dieta mediterránea. Ingestas recomendadas. Objetivos nutricionales. Guías alimentarias. En Manual práctico de Nutrición y Salud (Carbajal A & Martínez C, eds.). Exlibris Ediciones, Madrid, 2012.

117. Porcino. Guía práctica. Editores: José Luis Illescas, Susana Ferrer, Olga Bacho. Editorial Mercasa, Madrid, 2012.

118. Real Decreto 474/2014, de 13 de junio, por el que se aprueba la norma de calidad de derivados cárnicos.

119. Rodriguez B, Simón E. Bromatologia. Elhuyar, Usurbil, 2006.

120. Ruiter EA. Pescado y derivados, Biología marina e industrias del mar, Ciencia y tecnología de los alimentos. Editorial Acribia, 1999.

121. Ros Berruezo G., Martínez Graciá C. Calidad y composición nutritiva de la carne, el pescado y el marisco. Tratado de Nutrición. Editorial Médica Panamericana, Madrid, 2012.

122. Sikorski Z.E. Tecnología de los productos del mar: recursos, composición nutritiva y conservación. Acribia, Zaragoza, 1994.

123. Food and Agriculture Organization of the United Nations (FAO). Composición de alimentos. Disponible en: https://www.fao.org/3/v7180s/v7180s05.htm

124. Ozogul Y., Ozoful F. (2007) Fatty acid profiles of commercially important fish species from the Mediterranean, Aegean and Black Seas. *Food Chem.*, 100(4), 1634-1638.

125. National Institute of Health (NIH). Pubchem. Disponible en: https://pubchem.ncbi.nlm.nih.gov/

126. Strobel C., Jahreis G., Kuhnt K. (2012). Survey of ω3 and ω6 polyunsaturated fatty acids in fish and fish products. *Lipids Health Dis.*, 1, 144.
127. Sissener N.H. (2018). Are we what we eat? Changes to the feed fatty acid composition of farmed salmon and its effects through the food chain. *J Exp Biol*, 221, jeb161521.
128. Jensen I.J., Eilertsen K.E., Otnæs C.H.A., Mæhre H.K., et al. (2020). An Update on the Content of Fatty Acids, Dioxins, PCBs and Heavy Metals in Farmed, Escaped and Wild Atlantic Salmon (Salmo salar L.) in Norway. *Foods*, 9(12), 1901.
129. Din J.N., Newby D.E., Flapan A.D. (2004). Omega 3 fatty acids and cardiovascular disease--fishing for a natural treatment. *BMJ*, 328(7430), 30-35.
130. Agencia Española de Seguridad Alimentaria y Nutrición (AESAN). Recomendaciones de consumo de pescado. Disponible en: https://www.aesan.gob.es/AECOSAN/docs/documentos/publicaciones/seguridad_alimentaria/RECOMENDACIONES_consumo_pescado_MERCURIO_AESAN_WEB.PDF
131. Megías Rangil I, Torres Moreno M, Salas-Salvadó J. Frutos secos. Tratado de Nutrición. Editorial Médica Panamericana, Madrid, 2012.
132. Favier J.C., Ripert J.I., Toque C., Feinberg M. Répertoire général des aliments. Table de composition. Technique & Documentation/Inra/Ciqual-Regal, París, 1995.
133. Schwingshackl L., Hoffmann G., Missbach B., Stelmach-Mardas M., et al. (2017). An Umbrella Review of Nuts Intake and Risk of Cardiovascular Disease. *Curr. Pharm. Des.*, 23(7), 1016-1027.
134. Nishi S.K., Viguiliouk E., Blanco Mejia S., Kendall C.W.C., et al. (2021). Are fatty nuts a weighty concern? A systematic review and meta-analysis and dose-response meta-regression of prospective cohorts and randomized controlled trials. *Obes Rev*, 22(11), e13330.
135. Meydani M. (2001). Vitamin E and atherosclerosis: beyond prevention of LDL oxidation. *J Nutr*, 131(2), 366S-368S
136. Kaur R., Myrie S.B. (2020). Association of Dietary Phytosterols with Cardiovascular Disease Biomarkers in Humans. *Lipids*, 55(6), 569-584.
137. Scientific Opinion of the Panel on Dietetic Products Nutrition and Allergies on a request from the European Commission and a similar request from France in relation to the authorisation procedure for health claims on plant sterols/stanols and lowering/reducing blood LDL-cholesterol pursuant to Article 14 of Regulation (EC) No 1924/2006. The EFSA Journal (2009) 1175, 1-9.
138. Ros E., Singh A., O'Keefe J.H. (2021). Nuts: Natural Pleiotropic Nutraceuticals. *Nutrients*, 13(9), 3269.

139. Emadzadeh B., Ghorani B. Oils and fats in texture modification. En: Woodhead Publishing Series in Food Science, Technology and Nutrition, Modifying Food Texture. Woodhead Publishing, 2015.

140. Ma Z., Boye J.I. (2013). Advances in the design and production of reduced-fat and reduced-cholesterol salad dressing and mayonnaise: a review. *Food Bioprocess Technol.*, 6(3), 648-670.

141. Peng X., Yao, Y. (2017). Carbohydrates as Fat Replacers. *Annu Rev Food Sci Technol*, 8, 331-351.

142. Lobato-Calleros C., Ramírez-Santiago C., Vernon-Carter E.J., Álvarez-Ramírez J. (2014). Impact of native and chemically modified starches addition as fat replacers in the viscoelasticity of reduced-fat stirred yogurt. *J Food Eng*, 131, 110-115.

143. Yashini M., Sunil C.K., Sahana S., Hemanth S.D., et al. (2021). Protein-based Fat Replacers – A Review of Recent Advances, *Food Rev Int*, 37(2), 197-223.

144. Schirle-keller J.P., Reineccius G.A., Hatchwell L.C. (1994). Flavor Interactions with Fat Replacers: Effect of Oil Level. *J Food Sci*, 59(4), 813-815.

145. Mostafavi F.S.,Tehrani M.M., Mohebbi M. (2017). Rheological and Sensory Properties of Fat Reduced Vanilla Ice Creams Containing Milk Protein Concentrate (MPC). *J Food Meas*, 11(2), 567-575.

146. Ham Y.K., Kim Y.J., Yeo E.J., Lim Y.B., et al. (2013). Effects of Pork Collagen and Wheat Fiber on Quality Properties of Reduced-Fat Sausage as a fat Replacer. 59th International Congress of Meat Science and Technology, Izmir, Turkey.

147. Tayefe Ashrafie N., Hossain Azizi M., Taslimi A., Mohammadi, M. et al. (2014). Development of Reduced-fat and Reduced-energy Dark Chocolate Using Collagen Hydrolysate as Cocoa Butter Replacement Agent. *J Food Nutr Res*, 53, 1.

148. Guo Y., Zhang X., Hao W., Xie Y., et al. (2018). Nano-bacterial Cellulose/soy Protein Isolate Complex Gel as Fat Substitutes in Ice Cream Model. *Carbohydr Polym*, 198, 620-630.

149. Wieser H. (2007). Chemistry of Gluten Proteins. *Food Microbiol*, 24(2), 115-119.

150. Liu X., Guo J., Wan Z.L., Liu Y.Y., et al. (2018). Wheat Gluten-stabilized High Internal Phase Emulsions as Mayonnaise Replacers. *Food Hydrocoll*, 77, 168-175.

151. Serdaroglu M., Ozsumer M. S. (2003). Effects of Soy Protein, Whey Powder and Wheat Gluten on Quality Characteristics of Cooked Beef Sausages Formulated with 5, 10 and 20% Fat. Electron. *J Pol Agric Univ*, 6(2), 3.

152. Ognean C.F., Darie N., Ognean M. (2006). Fat replacers: review. *J Agroaliment Process Technol*, 12(2), 433-442.
153. Martínez-Yusta A., Guillén M.D. (2014). Deep-frying. A study of the influence of the frying medium and the food nature, on the lipidic composition of the fried food, using 1H nuclear magnetic resonance. *Food Res Int*, 62, 998-1007.
154. Dobarganes C., Márquez-Ruiz G. (2015). Possible adverse effects of frying with vegetable oils. *British Journal of Nutrition*, 113(S2), S49-S57.
155. Warner K. Impact of High-Temperature Food Processing on Fats and Oils. En: Jackson, L.S., Knize, M.G., Morgan, J.N. (Eds.). Impact of Processing on Food Safety. Advances in Experimental Medicine and Biology. Springer, Boston, MA, 1999.
156. Choe E, Min D.B. (2007). Chemistry of deep-fat frying oils. *J Food Sci*, 72(5), R77-86.
157. Velasco J., Marmesat S., Dobarganes M.C. Chemistry of frying. En: Sahin, S., Sumnu, S.G. (Eds.). Advances in Deep-Fat Frying of Foods. Taylor & Francis Group, LLC, Boca Raton, FL, 2009.
158. Oke E.K., Idowu M.A., Sobukola O.P., Adeyeye S.A.O., et al. (2018) Frying of Food: A Critical Review, *Journal of Culi Sci*, 16(2), 107-127.
159. Frankel, E. N. Lipid oxidation (2nd edition). Oily Press: Elsevier, 2005.
160. Metayer C., Wang Z., Kleinerman R.A., Wang L., et al. (2002). Cooking oil fumes and risk of lung cancer in women in rural Gansu, China. *Lung cancer*, 35(2), 111-117.
161. Agencia Internacional para la Investigación sobre el Cáncer (IARC). Monographs on the Evaluation of Carcinogenic Risks to Humans. Volume 95. Household Use of Solid Fuels and High-temperature Frying, 2010.
162. Barrera-Arellano D., Ruiz Méndez M.V., Velasco J., Márquez Ruiz G., et al. (2002). Loss of tocopherols and formation of degradation compounds at frying temperatures in oils differing in degree of unsaturation and natural antioxidant content, *J Sci Food Agri*, 82, 1696-1702.
163. Lozano-Castellón J., Rinaldi de Alvarenga J.F., Vallverdú-Queralt A., Lamuela-Raventós R.M. (2022). Cooking with extra-virgin olive oil: A mixture of food components to prevent oxidation and degradation. *Trends Food Sci Technol*, 123, 28-36.
164. Firestone, D. Regulation of frying fats and oils. In Deep frying: Chemistry nutrition and practical applications, ed. M.D. Erickson, 373-85. Champaign, IL: American Oil Chemists' Society, 2007.
165. Guillén M.D. Uriarte P.S. (2012). Aldehydes contained in edible oils of a very different nature after prolonged heating at frying temperature: Presence of toxic oxygenated α,β unsaturated aldehydes. *Food Chem.*, 131, 915-926.

166. Guillén M.D., Goicoechea E. (2008). Toxic oxygenated alpha,beta-unsaturated aldehydes and their study in foods: a review. *Crit Rev Food Sci Nutr*, 48(2), 119-136.
167. De Alzaa F., Guillaume C., Ravetti L. (2018). Evaluation of chemical and physical changes in different commercial oils during heating. Acta *Sci Nut Health*, 2(6), 2-11.
168. Frakolaki G., Kekes T., Bizymis A. P., Giannou V., et al. Fundamentals of food frying processes. En: High-Temperature Processing of Food Products. Woodhead Publishing, 2023.
169. Bordin K., Tomihe Kunitake M., Kazue Aracava K., Silvia Favaro Trindade C. (2013). Changes in food caused by deep fat frying-A review. *Archivos latinoamericanos de nutricion*, 63(1), 5-13.
170. Dobarganes C., Márquez-Ruiz G., Velasco J. (2000). Interactions between fat and food during deep-frying. *Eur J Lipid Sci Technol*, 102, 521-528.
171. Mallikarjunan P., Ngadi M.O., Chinnan M.S. *Breaded fried foods*. CRC Press, 2009.
172. Fillion L., Henry C.J.K. (1998). Nutrient losses and gains during frying: a review. *Int J Food Sci Nutr*, 49(2), 157-168.
173. Asokapandian S., Swamy G.J., Hajjul H. (2020). Deep fat frying of foods: A critical review on process and product parameters. *Crit Rev Food Sci Nutr*, 60(20), 3400-3413.
174. Achir N., Vitrac O., Trystram G. Heat and mass transfer during frying. En: Advances in Deep-Fat Frying of Foods. CRC Press, 2009.
175. Saguy I.S. (1995). Oil uptake during deep-fat frying: factors and mechanism. *Food Technol*, 49, 142-145.
176. Pokorny J. (1998). Substrate influence on the frying process. *Grasas y Aceites*, 49(3-4), 265-270.
177. Blumenthal M.M., Stier R.F. (1991). Optimization of deep-fat frying operations. *Trends Food Sci Tech*, 2, 144-148.
178. Lamberg I., Hallstroem B., Olsson H. (1990). Fat uptake in a potato drying/frying process. *LWT*, 23(4), 295-300.
179. Krokida M., Maroulis Z. (2000). Quality changes during drying of food materials. *Drying technology in agriculture and food sciences*, 4(2), 61-68.
180. Greenfield H., Makinson J., Wills R.B.H. (1984). Lipids in French fries: a retail and laboratory study. *Int J Food Sci Tech*, 19(2), 239-245.
181. Baumann B., Escher F. (1995). Mass and heat transfer during deep-fat frying of potato slices—I. Rate of drying and oil uptake. *LWT*, 28(4), 395-403.
182. Makinson J.H., Greenfield H., Wong M.L., Wills R.B.H. (1987). Fat uptake during deep-fat frying of coated and uncoated foods. *J Food Comp Anal*, 1(1), 93-101.

183. Nieva-Echevarría B., Goicoechea E., Manzanos M.J., Guillén M.D. (2016). The influence of frying technique, cooking oil and fish species on the changes occurring in fish lipids and oil during shallow-frying, studied by 1H NMR. *Food Res Int*, 84, 150-159.

184. Llorca E., Hernando I., Pérez-Munuera I., Quiles A., et al. (2003). Effect of batter formulation on lipid uptake during frying and lipid fraction of frozen battered squid. *Eur Food Res Tech*, 216, 297-302.

185. Mai J., Shimp J., Weihrauch J., Kinsella J.E. (1978). Lipids of fish fillets: changes following cooking by different methods. *J Food Sci*, 43(6), 1669-1674.

186. Ruiz-Méndez M.V., Márquez-Ruiz G., Holgado F., Velasco J. (2021). Stability of bioactive compounds in olive-pomace oil at frying temperature and incorporation into fried foods. *Foods*, 10(12), 2906.

187. International Agency for Research on Cancer (IARC). Monographs on the evaluation of carcinogen risk to humans: some industrial chemicals. Lyon (France): International Agency for Research on Cancer; 1994.

188. Matthäus B., Haase, N.U. (2014). Acrylamide–Still a matter of concern for fried potato food? *Eur J Lipid Sci Tech*, 116(6), 675-687.

189. Hogervorst J.G., Schouten L.J. (2022). Dietary acrylamide and human cancer; even after 20 years of research an open question. *Am J Clin*, 116(4), 846-847.

190. Reglamento (UE) 2017/2158 de la comisión de 20 de noviembre de 2017 por el que se establecen medidas de mitigación y niveles de referencia para reducir la presencia de acrilamida en los alimentos.

191. Miao Y., Zhang H., Zhang L., Wu S., et al. (2014). Acrylamide and 5-hydroxymethylfurfural formation in reconstituted potato chips during frying. *J Food Sci Tech*, 51, 4005-4011.